食物繊維1カップ法
食物繊維の基礎知識から食事指導まで

松生恒夫 著

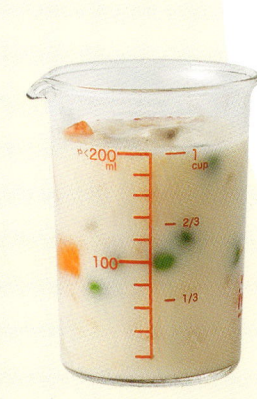

医歯薬出版株式会社

This book was originally published in Japanese
under the title of :
SHOKUMOTSUSENI, WANKAPPUHOU
SHOKUMOTSUSENI NO KISOCHISHIKI KARA SHOKUJISHIDOU MADE
(Measuring cup method — Practical way to estimate dietary fiber)

MATSUIKE, Tsuneo
  Hospital Director, Matsuike Clinic

© 2015 1st ed.

ISHIYAKU PUBLISHERS, INC.
 7-10, Honkomagome 1 chome, Bunkyo-ku,
 Tokyo 113-8612, Japan

食物繊維 1カップ法
食物繊維の基礎知識から食事指導まで

CONTENTS

Part 1　食物繊維 1 カップ法 …… 1

食物繊維量がひとめでわかる 1 カップ法 …… 2
　目に見えない食物繊維 …… 2
　1 カップ法とは …… 2
　1 カップ法の利用の仕方 …… 2

食材 1 カップの食物繊維量の目安 …… 4

総菜の食物繊維量の目安 …… 8

1 カップ献立 …… 10

食物繊維を多く摂取するための 1 日献立の考え方とポイント …… 12
　基本的な考え方 …… 12

注意を要する患者さんへの指導 …… 13
　摂食嚥下障害がある場合 …… 13
　腸閉塞が起こりうる場合 …… 13
　炎症性腸疾患の場合 …… 13
　胃切除後，胃炎，胃潰瘍の場合 …… 13

食物繊維の多い食品 …… 14

食物繊維を上手に摂るために …… 16
　ファイバー・インデックス …… 16
　SF 値 …… 17

1 日の献立例（エネルギー 1,800 kcal，食物繊維 25 g） …… 18
1 日の献立例（エネルギー 1,800 kcal，食物繊維 20 g） …… 19
1 日の献立例（エネルギー 1,600 kcal，食物繊維 25 g） …… 22
1 日の献立例（エネルギー 1,600 kcal，食物繊維 20 g） …… 23

低 FI の一品料理（きのこ，かんてん，海藻，こんにゃく） …… 26

一品料理で食物繊維摂取量をアップさせるコツ …… 30
　低 FI 料理 …… 30
　ファイバーボール …… 30

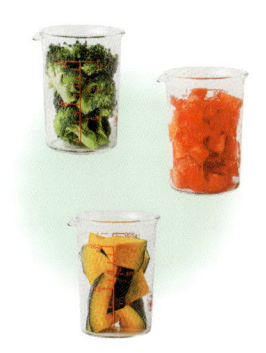

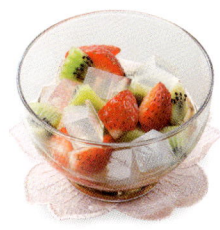
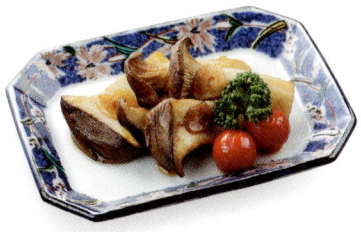

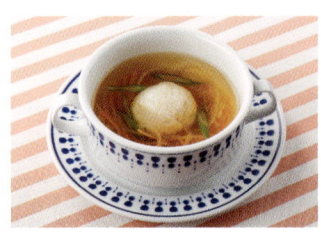

ファイバーボール　基本の作り方	31
ファイバーボールのアレンジ	32
ファイバーボールを使った料理	33
中食を利用するときに気をつけたいこと	36
ステップアップ──ひと手間かけてみましょう	37
食物繊維を多く含む市販食品	38
外食を利用するときに気をつけたいこと	40

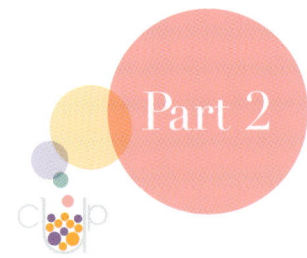

Part 2　食物繊維を知ることがなぜ重要なのでしょうか … 43

日本人の食生活と食物繊維	44
食生活の欧米化と食物繊維	44
現代の国民病"生活習慣病"	46
食物繊維摂取の目標値	47

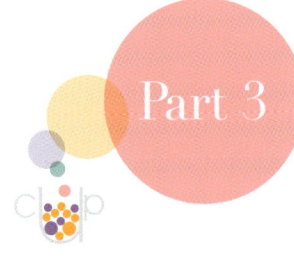

Part 3　食物繊維の基礎知識 … 49

食物繊維の歴史	50
食物繊維の定義	51
食物繊維の分類	52
食物繊維の基本的な性質	54
保水性	54
粘性	54
吸着性	54
発酵性	54
食物繊維の生理作用	55
便性改善・排便力増加	56
腸内環境改善作用（プレバイオティクス効果）	57
過食抑制効果	58
血糖値上昇抑制効果	58
血中コレステロールの正常化	59
有害物質排泄作用	59
免疫調節作用	60
その他	60

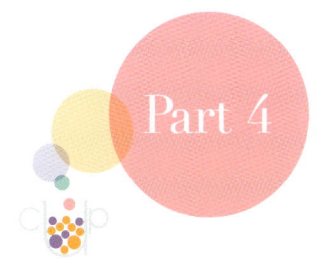

Part 4　食物繊維と生活習慣病予防 …… 63

- **肥満症** …… 64
- **糖尿病** …… 67
- **高血圧症** …… 70
- **脂質異常症** …… 72
- **便秘症** …… 76

参考文献 …… 81
巻末資料：1カップデーター覧表 …… 82
おわりに …… 85
索引 …… 86

COLUMN 目次

- 日本人の食の三大革命 …… 45
- 健康食としての和食 …… 47
- 食育推進基本計画の前に存在した日本型食生活論 …… 48
- 「見えない油」に要注意 …… 61
- 内臓脂肪と皮下脂肪の違い …… 66
- 糖質オフダイエットの落とし穴 …… 75
- ニューイングランドジャーナル誌にみる低炭水化物食，地中海型食，低脂肪食の比較 …… 78
- 地中海型食生活 …… 80

Note 目次

- 難消化性の炭水化物 …… 52
- レジスタントプロテイン …… 53
- 腸内フローラ（腸内細菌叢） …… 56
- 食物繊維から産生される短鎖脂肪酸の重要性 …… 58
- ファイトケミカル …… 59
- 腸管免疫系 …… 60
- インスリン抵抗性を改善するには …… 68
- グリセミック・インデックス …… 69
- セカンドミール効果 …… 75

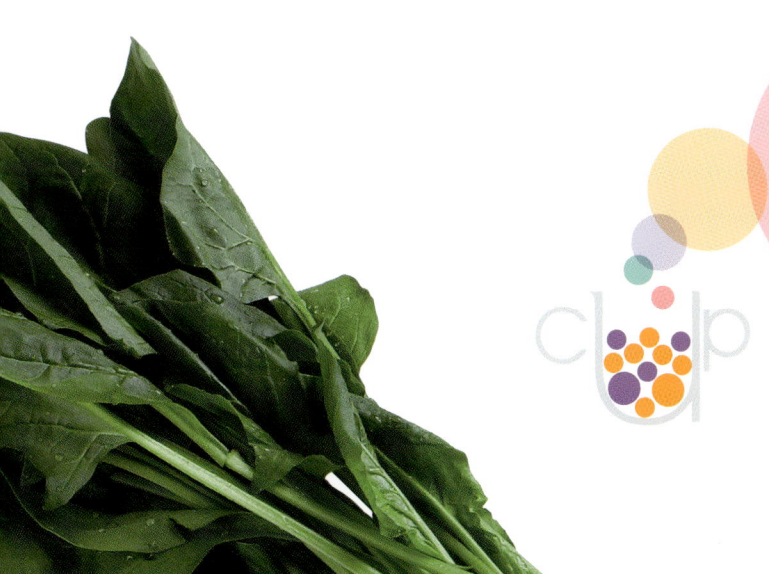

■栄養監修・献立作成・料理制作
宗像伸子　ヘルスプランニング・ムナカタ
■料理制作・栄養計算
山脇ふみ子　ヘルスプランニング・ムナカタ
■料理・食品撮影　　■造本デザイン・AD
中川朋和　　　　　杉山光章　M's

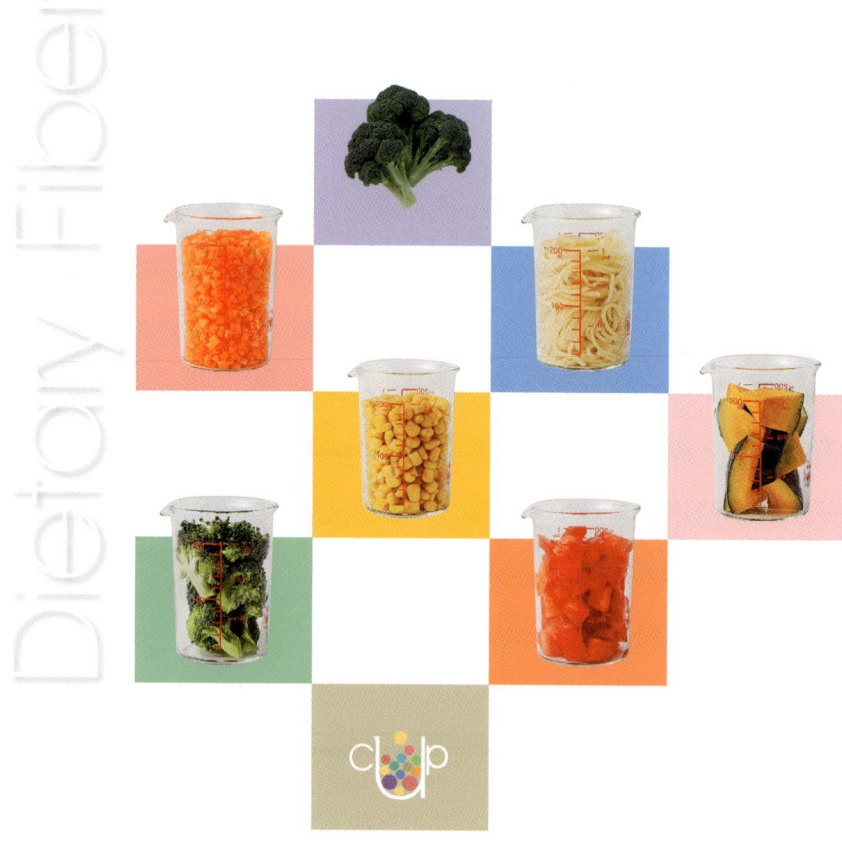

Part 1
食物繊維1カップ法

健康の維持増進に有効な成分として

食物繊維が広く注目を集めています．

身近な存在になってきた食物繊維ですが，

自分が摂取している食物繊維の量や，

実際に摂取すべき量がどれくらいであるかを

把握している人は少ないのではないでしょうか．

この章では，家庭にある計量カップを用いて

手軽に食物繊維量の目安を知ることができる

「1カップ法」を紹介します．

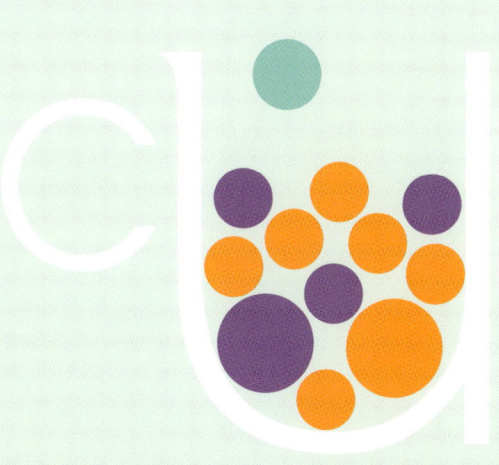

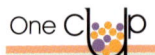

食物繊維量がひとめでわかる1カップ法

目に見えない食物繊維

　近年，食物繊維はそのさまざまな生理作用により，生活習慣病を予防することが知られ，注目を集めるようになってきました．厚生労働省の『日本人の食事摂取基準（2015年版）』でも，食物繊維の効用については各所で解説されており，食物繊維摂取の目標量として，18～69歳の女性では18g/日以上，男性では20g/日が設定されています．しかし，朝食を抜いたり外食が続いたりというような不規則な食生活や野菜不足などから，実際の食物繊維摂取量は低く，生活習慣病発症との相関関係も指摘されています（➡Part 2）．

　目標値を提示するのは簡単ですが，食物繊維は食品に含まれる栄養成分であり，肉眼で見えるようなものではないため，どれだけ摂取すれば目標量に達するのか，患者さんにとっては非常にわかりにくいものです．食事指導を行う際には，まず，患者さん自身が実際に摂取している食物繊維量を知り，そして，どれくらい食物繊維を摂取すればいいのか，その具体的なイメージをもつことが大切です．

1カップ法とは

　1カップ法は，一般的に使われている200 mLの計量カップを用いて，食品の食物繊維含有量やエネルギー量を概算する方法です．野菜や果実など，さまざまな食材を小さく切り（みじん切り，繊切りなど），計量カップに入れて重量を測定し，その重さからエネルギー量や食物繊維含有量を計算してまとめたデータ（➡p.4～9，巻末資料）を使用します．これにより，ひと目で食材の分量からおおよその食物繊維含有量とエネルギー量を推測することが可能になります．

　この方法は，外で買ってきた加工食品や総菜などにも応用できます．すでに調理済みの食品や総菜などは，1カップ分の分量は1食分とするのに多すぎるので，その際には1/2カップで計測しています．

1カップ法の利用の仕方

　食材1カップあたりの食物繊維量をp.4～9に示しました．

　同じ1カップであっても，食材によって含まれる食物繊維量が大きく異なることが理解してもらえるでしょう．また，同じ食材の1カップであっても，切り方や調理の仕方によって，含まれる食物繊維量が変わってくることを視覚的に理解してもらい，食事指導に役立てましょう．

1カップ法を利用した食事指導のポイント

- 問診を行い,患者さんにどのような食事をとっているか尋ねる
- 食物繊維を十分に摂取する必要性を説明する（→Part 2）
- 食物繊維のもつ生理作用や疾患との関係について具体的に説明する（→Part 3, 4）
- 1カップ法の写真（→p.4～9）を見せながら,実際の食物繊維摂取量を計算して提示する.また,目標値も示し,どのくらい隔たりがあるか知ってもらう
- 1カップの写真（→p.4～9）を用いて,食物繊維を多く含む食品や,多く摂ることのできる調理法について説明する
- 患者さんの生活スタイルを考慮したうえで,具体的な献立の提案を行う
- 外食や中食をするときのポイントについても説明する（→p.36～41）

1カップ法の写真を見ると,どのような食品に食物繊維が多いのか一目瞭然です.「毎日サラダを食べているから食物繊維は十分に摂取できている」と考えている患者さんには,キャベツ,トマト,きゅうりなどを組み合わせて,どのくらいの食物繊維が摂れるか大まかに計算してあげましょう.生野菜では食物繊維がなかなか摂取できないことがわかります.煮る,ゆでるなど,調理法を紹介して,できるだけ食物繊維を摂ることができるように指導します.

■具体例

▶こまつ菜のざく切り（→p.5）は,1カップあたり40g,食物繊維量は0.8gですが,調理して和え物（おひたし,ごま和えなど）にすると,1人前約60g程度となり,1/2カップ程度の量で,生の1.5倍の食物繊維を摂ることができます.

▶キャベツの繊切り（→p.4）は,1カップあたり40g,食物繊維0.7gです.生のままコールスロー（→p.9）などにして食べると,キャベツは1人前約30gとなりますが,調理して,スープ煮,牛ひき肉の重ね煮,甘酢炒めなどにすると1人前約100gと,3倍以上の量を摂ることができます.野菜は生食ではなく加熱することを勧めましょう.

▶1回の使用量が比較的多い食品,たとえば,穀類,いも類などは食物繊維の良い補給源となります.そのなかでどの食品を選ぶか,どのように調理するかによっても摂取量は変わってくることを,1カップの写真とともに説明します.

▶たとえば,穀類の食品（→p.7）で比較すると,同じ1カップでエネルギーはほとんど差がないのにもかかわらず,食物繊維量は麦ご飯1.2g,玄米ご飯1.7g,白米ご飯0.4gと大きく異なります.ライ麦パンと食パンの1カップでも,エネルギーにそれほど差がありませんが,食物繊維量は約3倍の開きがあります.さらに,混ぜご飯にして,食物繊維を豊富に含む豆類,いも類,根菜類やひじきなどを取り入れると,食物繊維量は一気に増量します.

▶主菜の材料となる肉・魚・卵には,ほとんど食物繊維が含まれていませんが,ひと手間かけて食物繊維を豊富に含む野菜を具にしたあんかけにしてみたり,若菜蒸しにしてみたり,根菜や豆類を取り入れた煮物にしてみたりと調理法を工夫することによって,食物繊維量を増やすことができます.

▶複数の食品,特に食物繊維を豊富に含む食材同士を組み合わせて取り入れるよう指導しましょう.たとえば,海藻類の煮物にこんにゃくや根菜類を入れる（ひじき,刻みこんぶ,五目豆など）,豆類と野菜を組み合わせて調理する（納豆と野菜のかきあげ,大豆のサラダ,チリコンカンなど）,といった方法があります.

■補足

▶1カップ法で提示する値は,食材の切り方やカップへの詰め方によって誤差が出るため厳密な数値ではありません.目安として考えてください.

▶掲載されている以外の食材でも,自分で食材を計量カップに詰め,重量を計測し,栄養成分値を算出して記録しておけば,オリジナルの1カップデータ集を作成することができます.

食材1カップの食物繊維量の目安

根菜類

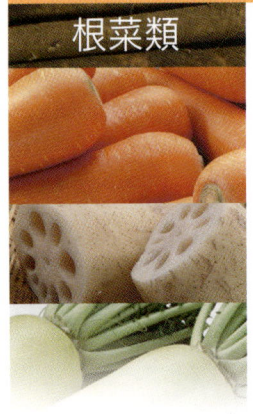

ごぼう

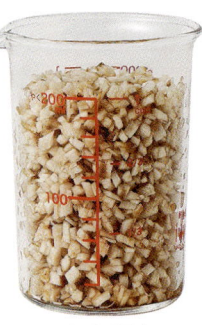

みじん切り
1カップ 110gあたり
繊 6.3g　エ 72kcal

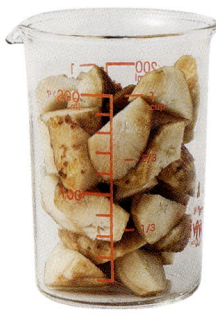

乱切り
1カップ 100gあたり
繊 5.7g　エ 65kcal

にんじん

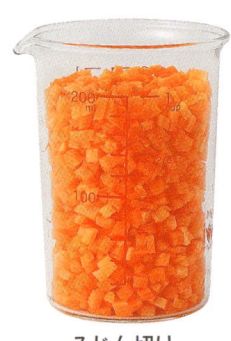

みじん切り
1カップ 110gあたり
繊 2.8g　エ 41kcal

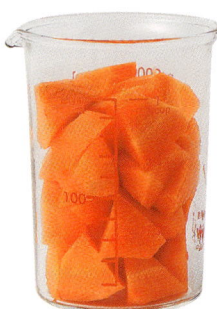

乱切り
1カップ 120gあたり
繊 3.0g　エ 44kcal

葉茎菜類

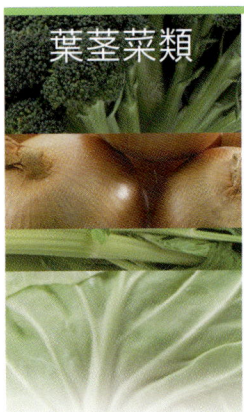

たまねぎ

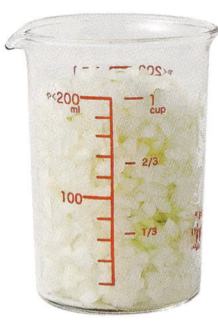

みじん切り
1カップ 120gあたり
繊 1.9g　エ 44kcal

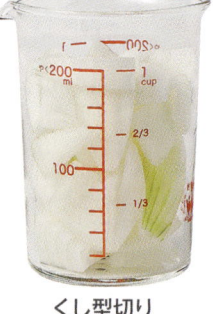

くし型切り
1カップ 100gあたり
繊 1.6g　エ 37kcal

キャベツ

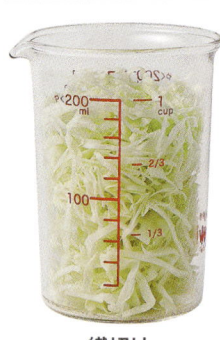

繊切り
1カップ 40gあたり
繊 0.7g　エ 9kcal

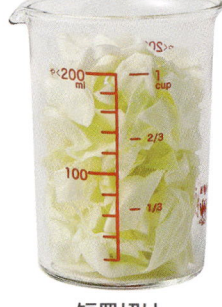

短冊切り
1カップ 40gあたり
繊 0.7g　エ 9kcal

果菜類

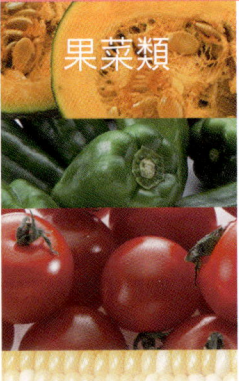

トマト

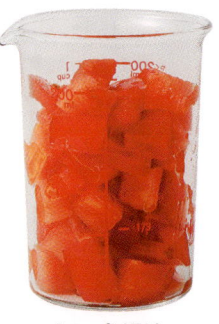

1cm角切り
1カップ 130gあたり
繊 1.3g　エ 25kcal

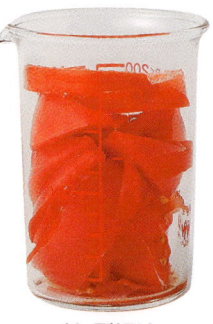

くし型切り
1カップ 150gあたり
繊 1.5g　エ 29kcal

ピーマン

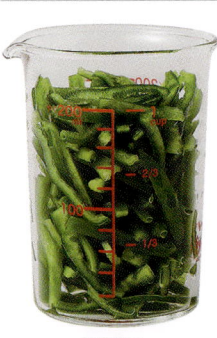

細切り
1カップ 70gあたり
繊 1.6g　エ 15kcal

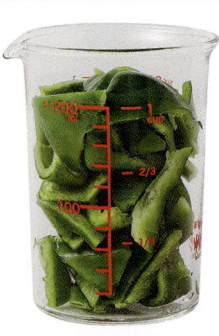

乱切り
1カップ 80gあたり
繊 1.8g　エ 18kcal

日常的によく使う食材の1カップあたりのエネルギーと食物繊維量を紹介します．
自分がどれだけ食物繊維を摂取しているのかを知る手がかりとして，
毎日の食生活に取り入れてみましょう．（巻末p.82にデータをまとめた一覧表があります）

れんこん

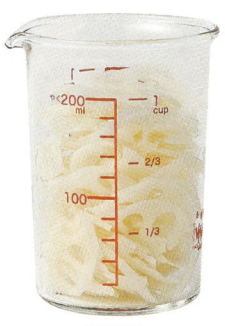
薄切り
1カップ 60gあたり
繊 1.2g　エ 40kcal

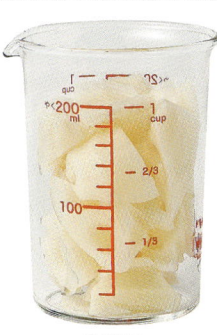
乱切り
1カップ 80gあたり
繊 1.6g　エ 53kcal

だいこん

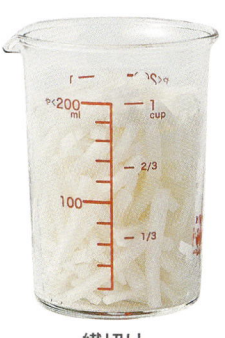
繊切り
1カップ 80gあたり
繊 1.0g　エ 14kcal

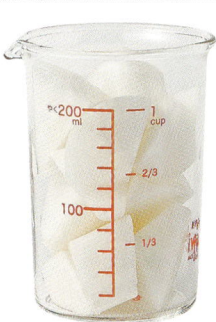
乱切り
1カップ 120gあたり
繊 1.6g　エ 22kcal

切り干しだいこん

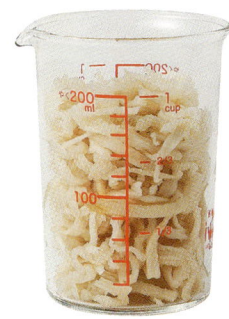
1カップ 90gあたり
繊 4.7g　エ 63kcal

ブロッコリー

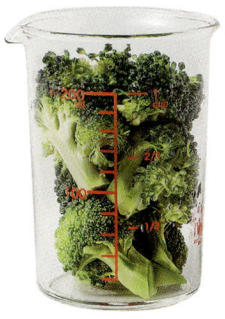
小房
1カップ 50gあたり
繊 2.2g　エ 17kcal

こまつ菜

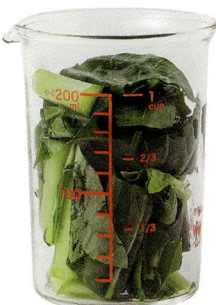
ざく切り
1カップ 40gあたり
繊 0.8g　エ 6kcal

セロリー

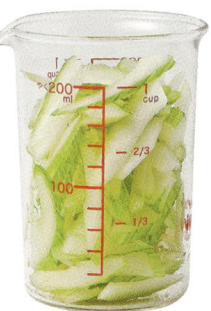
薄切り
1カップ 70gあたり
繊 1.1g　エ 11kcal

もやし

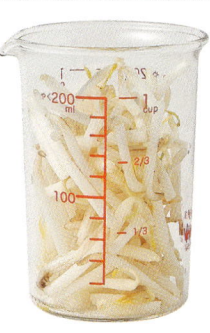
1カップ 50gあたり
繊 0.7g　エ 8kcal

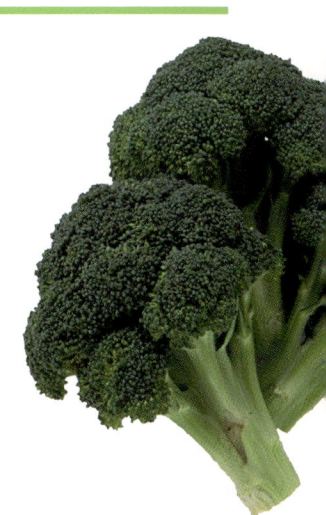

きゅうり

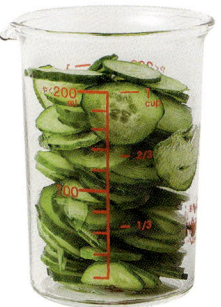
小口切り
1カップ 100gあたり
繊 1.1g　エ 14kcal

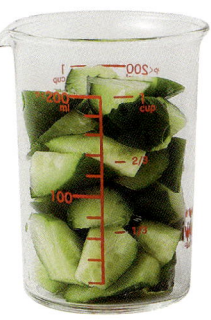
乱切り
1カップ 110gあたり
繊 1.2g　エ 15kcal

とうもろこし

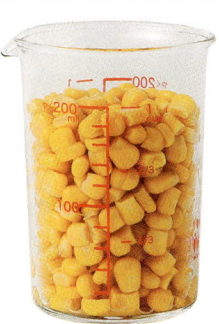
粒
1カップ 130gあたり
繊 3.9g　エ 120kcal

かぼちゃ

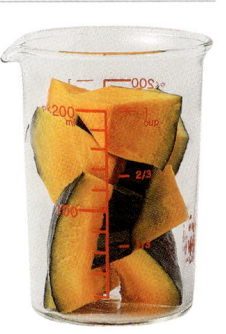
乱切り
1カップ 110gあたり
繊 3.9g　エ 100kcal

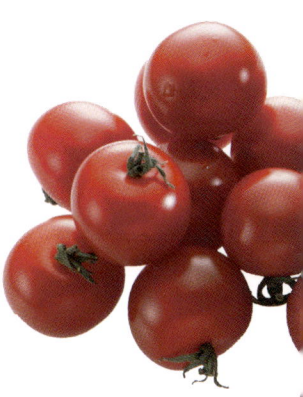

食材1カップの食物繊維量の目安

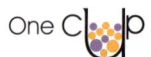
One Cup

同じ食材であっても，切り方や詰め方によって，カップに入る量が変わります．
1食に使用する食材にどれくらいの食物繊維量が含まれているのか，
おおよその目安をつかめるようにしましょう．

きのこ類

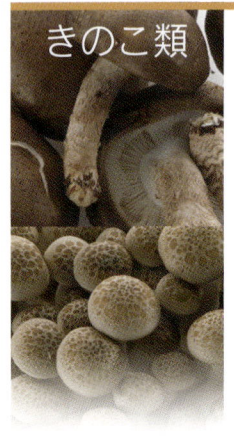

しいたけ
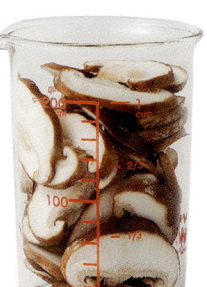
薄切り
1カップ 50g あたり
繊 1.8g　エ 9kcal

しめじ
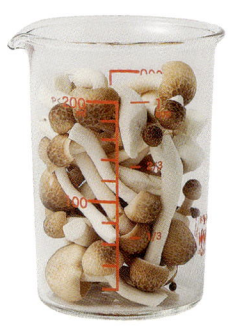
小房
1カップ 40g あたり
繊 1.5g　エ 7kcal

海藻類

ひじき
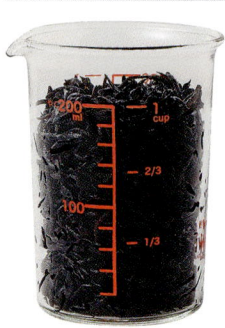
1カップ 100g あたり
繊 5.1g　エ 16kcal

いも類

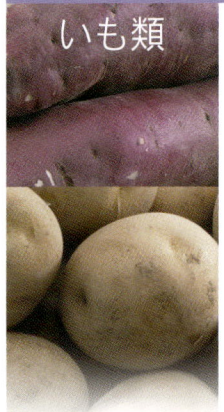

じゃがいも
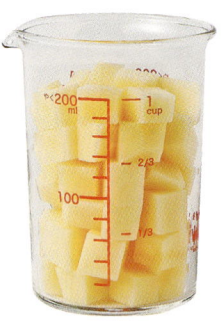
1cm 角切り
1カップ 130g あたり
繊 1.7g　エ 99kcal

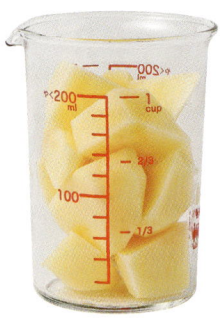
乱切り
1カップ 120g あたり
繊 1.6g　エ 91kcal

豆類

おから
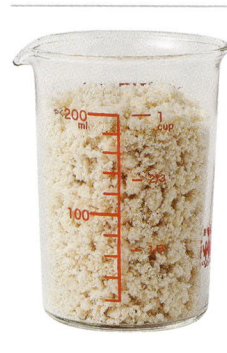
1カップ 80g あたり
繊 9.2g　エ 89kcal

さつまいも
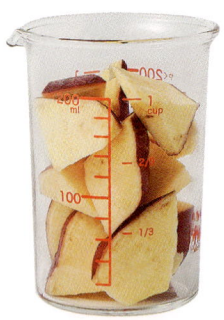
乱切り
1カップ 110g あたり
繊 2.5g　エ 145kcal

こんにゃく
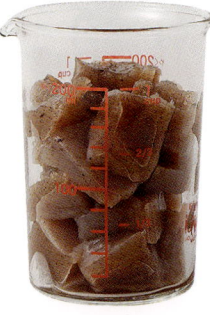
一口大
1カップ 140g あたり
繊 3.1g　エ 7kcal

糸こんにゃく
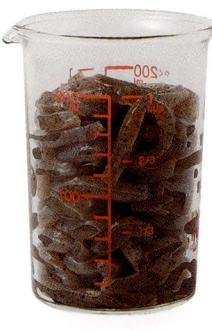
1カップ 130g あたり
繊 3.8g　エ 8kcal

だいず（ゆで）
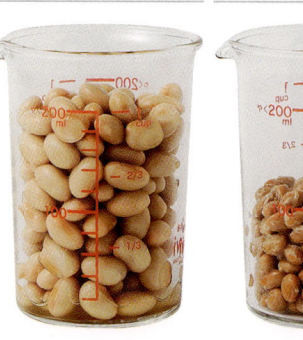
1カップ 140g あたり
繊 9.8g　エ 252kcal

糸引き納豆
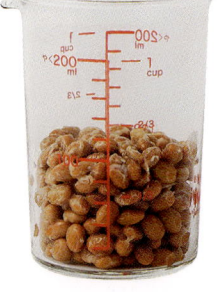
1/2カップ 70g あたり
繊 4.7g　エ 140kcal

穀類は未精白のものほど食物繊維を多く含みます．
主食となる穀類を食物繊維の多いものに置き換えることで，摂取量はグッと増加します．
豆類，きのこ類，海藻類も食物繊維を豊富に含む食材です．

果実類

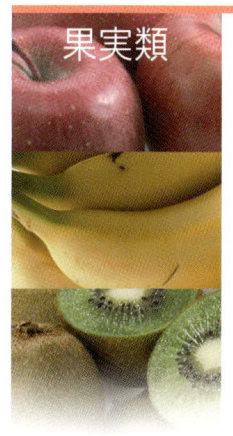

りんご

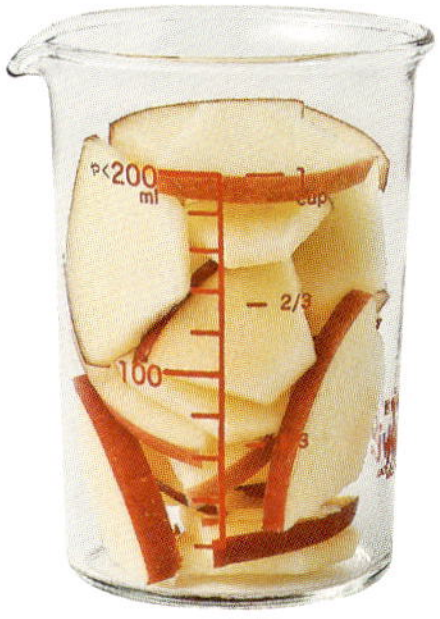

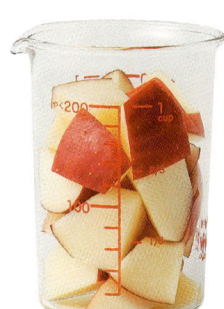

いちょう切り
1カップ 80gあたり
繊 1.2g エ 43kcal

乱切り
1カップ 100gあたり
繊 1.5g エ 54kcal

キウイフルーツ

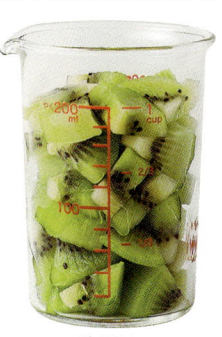

乱切り
1カップ 150gあたり
繊 3.8g エ 80kcal

バナナ

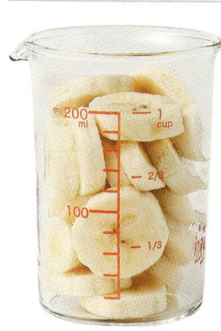

小口切り
1カップ 110gあたり
繊 1.2g エ 95kcal

穀類

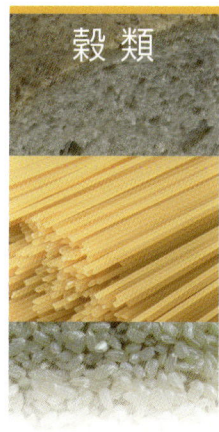

麦ご飯

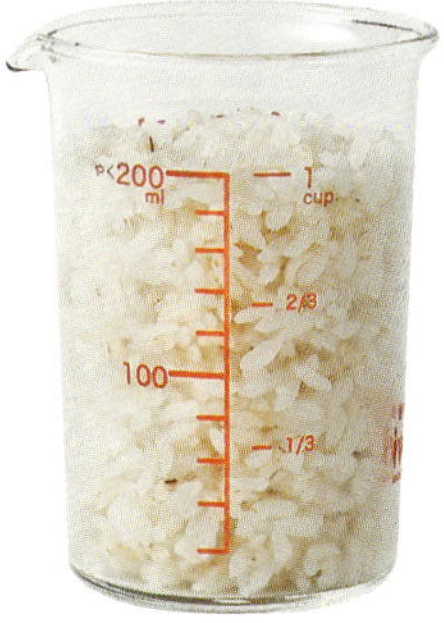

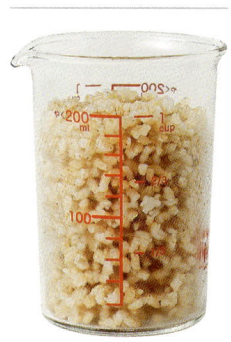

1カップ 120gあたり
繊 1.2g エ 199kcal

玄米ご飯

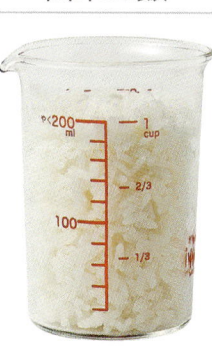

1カップ 120gあたり
繊 1.7g エ 198kcal

白米ご飯

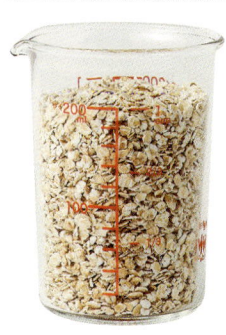

1カップ 120gあたり
繊 0.4g エ 202kcal

オートミール

1カップ 80gあたり
繊 7.5g エ 304kcal

ライ麦パン

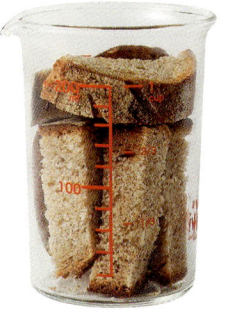

1カップ 60gあたり
繊 3.4g エ 158kcal

食パン

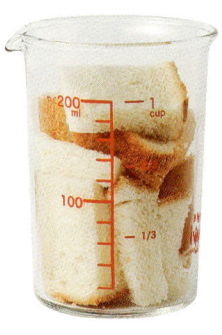

1カップ 50gあたり
繊 1.2g エ 132kcal

干しそば（ゆで）

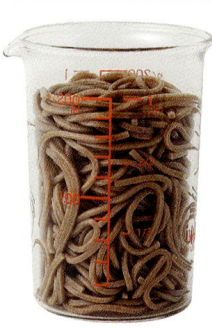

1カップ 110gあたり
繊 1.7g エ 125kcal

スパゲッティ（ゆで）

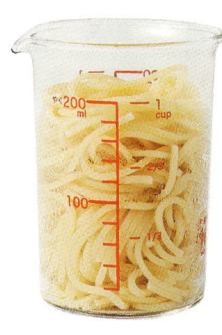

1カップ 120gあたり
繊 1.8g エ 179kcal

食材1カップの食物繊維量の目安

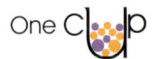

総菜の食物繊維量の目安

和食

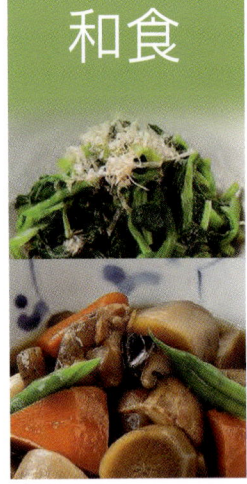

	肉じゃが	カレー	炒り鶏	ぶり大根
分量	1カップ 150gあたり	1カップ 210gあたり	1カップ 170gあたり	1カップ 170gあたり
繊維	1.7g	1.8g	2.8g	1.1g
エネルギー	159kcal	261kcal	171kcal	182kcal

	きんぴらごぼう	切り干し大根の煮つけ	ひじきの炒め煮	さといもの煮物	糸こんにゃくのたらこ和え
分量	1/2カップ 40gあたり	1/2カップ 60gあたり	1/2カップ 60gあたり	1/2カップ 80gあたり	1/2カップ 60gあたり
繊維	1.5g	1.3g	1.8g	1.4g	1.4g
エネルギー	38kcal	54kcal	46kcal	47kcal	16kcal

	五目豆	炒り卵の花	茶わん蒸し	青菜のおひたし	みそ汁
分量	1/2カップ 90gあたり	1/2カップ 60gあたり	1/2カップ 100gあたり	1/2カップ 70gあたり	1カップ 200gあたり
繊維	3.3g	1.8g	0g	1.8g	0.7g
エネルギー	87kcal	58kcal	42kcal	17kcal	45kcal

総菜などを買ってきて中食する場合にも1カップ法が使えるように，
一般的な総菜や加工食品のデータもまとめました．
1食あたりの目安となるよう，料理によっては1/2カップで計測しています．

洋食

ミートソース	チキンクリームシチュー	ポークビーンズ	スクランブルエッグ
1/2カップ 110gあたり	1カップ 200gあたり	1/2カップ 110gあたり	1/2カップ 80gあたり
繊 1.0g エ 120kcal	繊 1.4g エ 212kcal	繊 2.5g エ 127kcal	繊 0g エ 140kcal

コールスローサラダ	ポテトサラダ
1/2カップ 60gあたり	1/2カップ 100gあたり
繊 0.8g エ 51kcal	繊 1.1g エ 150kcal

中華

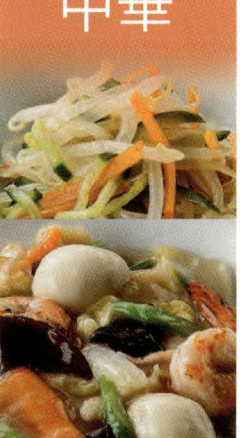

八宝菜	酢の物
1カップ 190gあたり	1/2カップ 60gあたり
繊 2.2g エ 173kcal	繊 0.6g エ 33kcal

焼きそば	五目野菜炒め	麻婆豆腐	炒飯	中華スープ
1カップ 100gあたり	1/2カップ 60gあたり	1/2カップ 110gあたり	1カップ 140gあたり	1カップ 200gあたり
繊 1.5g エ 179kcal	繊 1.2g エ 39kcal	繊 0.4g エ 130kcal	繊 1.0g エ 244kcal	繊 0.9g エ 28kcal

総菜の食物繊維量の目安

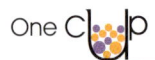

1カップ献立

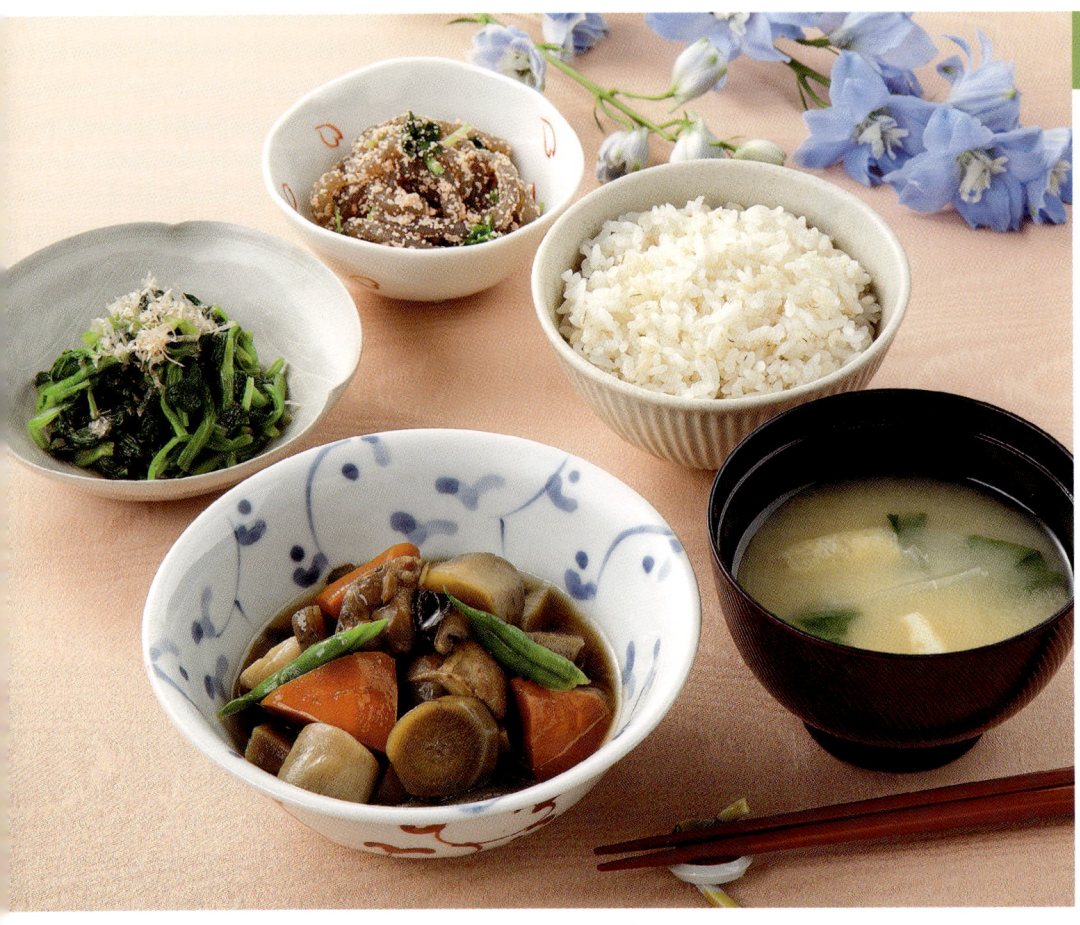

和食

麦ご飯／炒り鶏／青菜のおひたし／糸こんにゃくのたらこ和え／だいこんのみそ汁

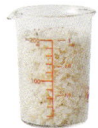
麦ご飯 1 1/2 カップ 180g

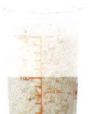

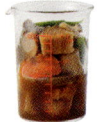
炒り鶏 1カップ 170g

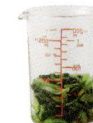
青菜のおひたし 1/2 カップ 70g

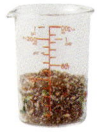
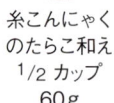
糸こんにゃくのたらこ和え 1/2 カップ 60g

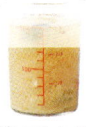
だいこんのみそ汁 3/4 カップ 150g

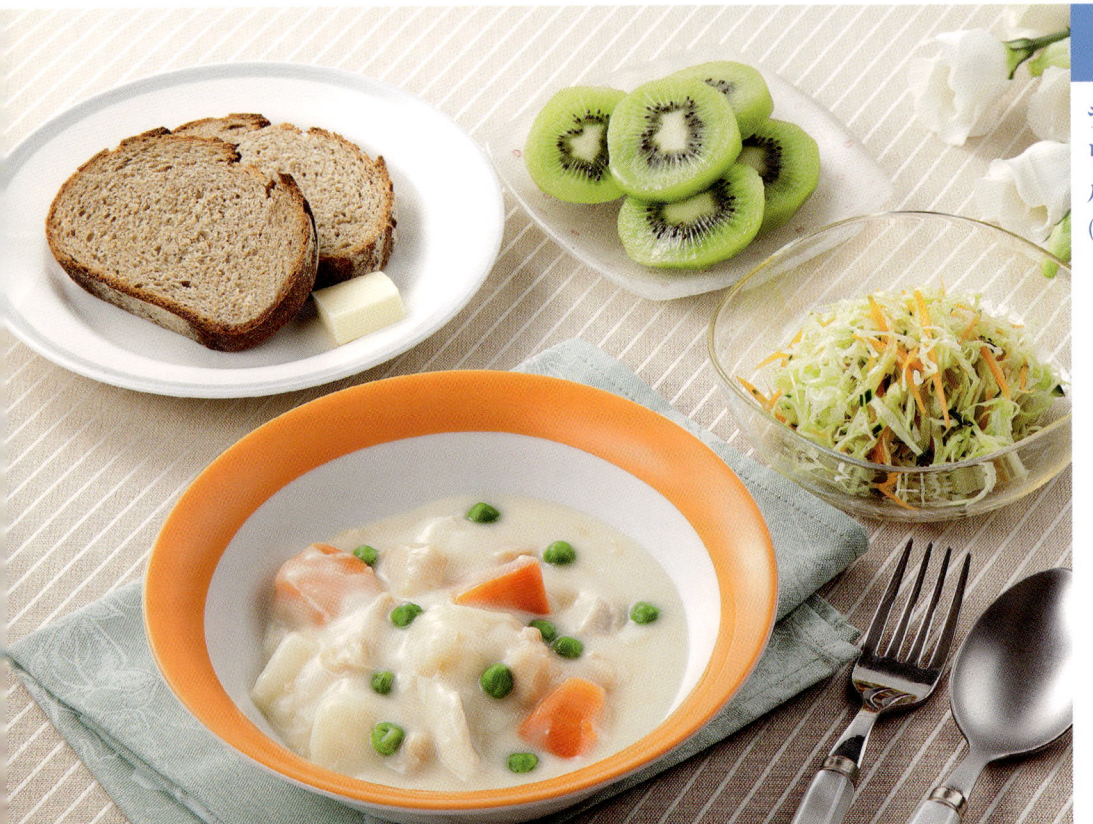

洋食

ライ麦パン／チキンクリームシチュー／コールスローサラダ／果物（キウイフルーツ）

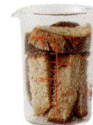
ライ麦パン 1カップ 60g

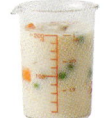
チキンクリームシチュー 1カップ 200g

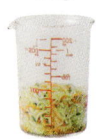
コールスローサラダ 1/2 カップ 60g

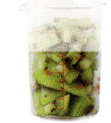
キウイフルーツ 2/3 カップ 100g

1カップ法でデータを計測した食材や総菜を組み合わせて献立を考えました．
おおよその量として，主食１１/２カップ，主菜１/２～１カップ，副菜１/２カップ，
汁物３/４カップを目安に献立を考えるとよいでしょう．

中華

ごはん／八宝菜／もやしときゅうりの酢の物／中華スープ／果物（りんご）

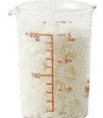
ご飯 1 1/2 カップ 180g

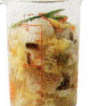
八宝菜 1カップ 190g

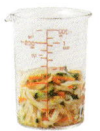
もやしときゅうりの酢の物 1/2 カップ 60g

中華スープ 3/4 カップ 150g

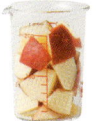
りんご 1カップ 100g

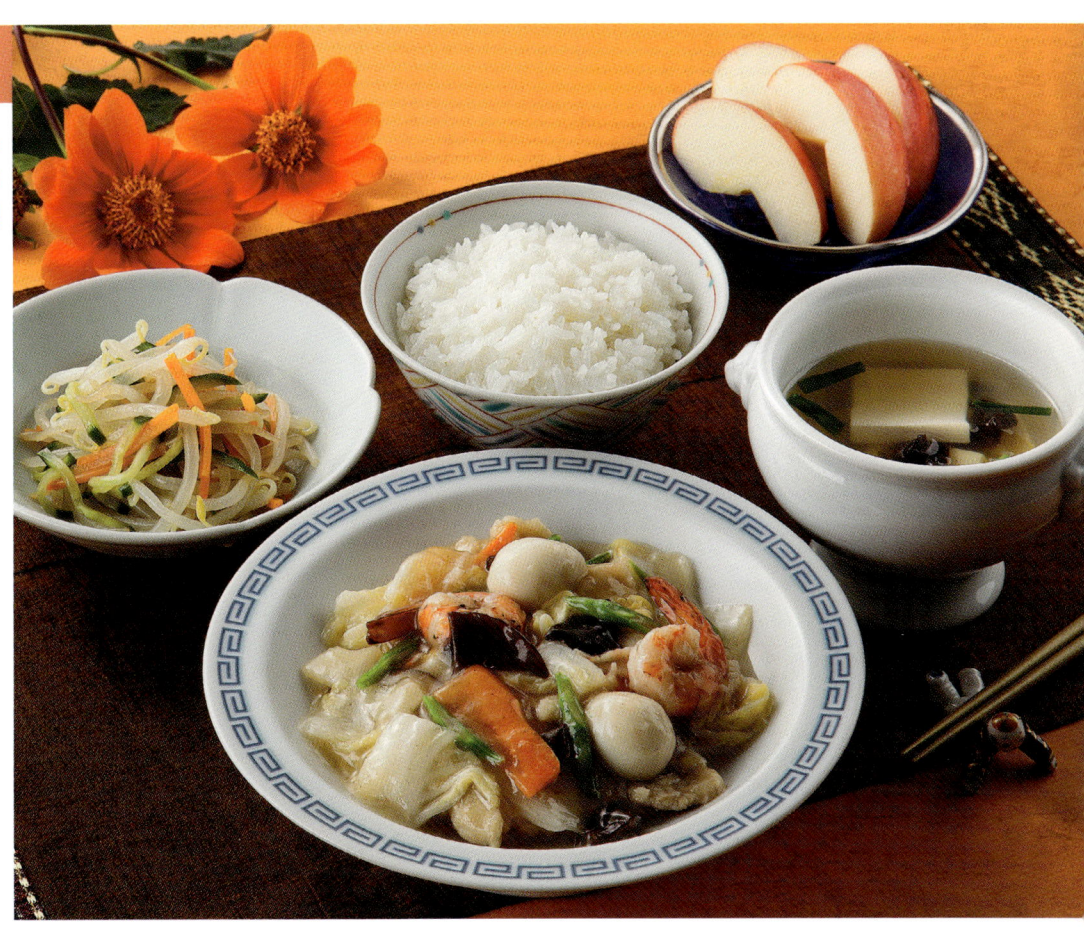

		カップ数	1食あたり 重量(g)	食物繊維(g)	エネルギー(kcal)
和食 繊8.4g エ537kcal	麦ご飯 (→p.7)	1 1/2	180	1.8	299
	炒り鶏 (→p.8)	1	170	2.8	171
	青菜のおひたし (→p.8)	1/2	70	1.8	17
	糸こんにゃくのたらこ和え (→p.8)	1/2	60	1.4	16
	だいこんのみそ汁 (→p.8)	3/4	150	0.6	34
洋食 繊8.1g エ519kcal	ライ麦パン（バター添え）(→p.7)	1	60	3.4	203
	チキンクリームシチュー (→p.9)	1	200	1.4	212
	コールスローサラダ (→p.9)	1/2	60	0.8	51
	キウイフルーツ (→p.7)	2/3	100	2.5	53
中華 繊5.5g エ583kcal	ご飯 (→p.7)	1 1/2	180	0.5	302
	八宝菜 (→p.9)	1	190	2.2	173
	もやしときゅうりの酢の物 (→p.9)	1/2	60	0.6	33
	中華スープ (→p.9)	3/4	150	0.7	21
	りんご (→p.7)	1	100	1.5	54

1カップ献立

食物繊維を多く摂取するための1日献立の考え方とポイント

　1カップ法によって患者さんが食物繊維摂取量を把握できるようになってきたら，次のステップとして1日の献立の考え方を指導しましょう．

基本的な考え方

　患者さんの病態に応じた食品構成表に従い，下記の点に注意して献立を検討します．

■栄養素バランスをとる

　食物繊維量を意識しすぎて，ほかの栄養成分の摂取バランスがおろそかにならないよう配慮します．

■献立に変化をつける

　食品の組み合わせや調理法に変化をつけて，飽きのこないように工夫します．

■嗜好を大切にする

　患者さんの喫食率が高まるよう，できる範囲で素材の味つけや調理法に嗜好を反映させます．

■季節の食品を取り入れる

　旬の食品は新鮮で味もよく，栄養価も高いですし，低価格なので，積極的に取り入れるようにします．

食物繊維を増やすひと工夫

- 海藻類，きのこ類，根菜類，豆類，こんにゃくなど，食物繊維を多く含む素材を選ぶようにします．
- 主食を未精白の穀類（大麦[★1]，玄米，胚芽米，全粒粉パン，ライ麦パン，そばなど）に置き換えると，食物繊維を一気に増量できます．

調理のポイント

- 1食のなかでそれぞれの料理の調和をはかれるよう，同じ調理法になったり，味つけが重なったりしないように配慮します．
- 高齢者にとって，食物繊維を豊富に含む食品は食べにくく感じることがあるので，その場合は細かく切って提供するとよいでしょう．
- 彩りに配慮し，美しく盛りつけます．

★1：大麦の種類

- 丸麦…精白しただけで押し麦に加工されていないもの．
- 押し麦…大麦を精白して蒸気で加熱してからローラーで平らに伸ばしたもの．
- 白麦…大麦を黒い筋に沿って2つに切ってから加熱してローラーで伸ばしたもの．
- 米粒麦…大麦を黒い筋に沿って2つに切ってから，米とほぼ同じ比重になるように，同じ形に加工したもの．

注意を要する患者さんへの指導

摂食嚥下障害がある場合

　食物繊維を豊富含む食品の多くは，誤嚥しやすい食材でもありますので注意が必要です．たとえば，こんにゃくは噛み切るのが難しいですし，おからはそのパサパサした食感から「むせ」を引き起こすことがあります．また，繊維質の食べ物は食塊を形成しづらく飲み込みにくいので，使用は控えたほうがよいでしょう．かんてんは，食物繊維を摂取できるだけでなく，水分補給も兼ねることができ，便秘解消にも効果がありますが，固さによっては舌でつぶしにくいため，障害の程度に応じた配慮が必要です．介護食用のかんてんが商品化されています．

腸閉塞が起こりうる場合

　腸閉塞（イレウス）を起こしている患者さんや，既往のある患者さんに対しては，細心の注意を払います．また，開腹手術後は腸が癒着して腸閉塞が起こることがありますので，術後の患者さんも要注意です．以前に開腹手術を経験している患者さんも，腸閉塞を起こす可能性があるので，問診の際に確認しておいたほうがよいでしょう．特に高齢者は，腸液の分泌量が減ってきていることから，閉塞を誘発しやすい傾向にあります．

炎症性腸疾患の場合

　食物繊維は腸に負担をかけるため，クローン病や潰瘍性大腸炎など，炎症性腸疾患にかかっている患者さんに対しては注意が必要です．

　炎症性腸疾患の急性期においては，腸管の安静を図りながら栄養状態を改善させるため，残渣の多い食物繊維は使用できません．寛解期に移行し，明らかな狭窄が認められなければ，水溶性食物繊維は摂取可能です．これは，水溶性食物繊維が腸で分解されることによって産生される短鎖脂肪酸が腸粘膜を修復するはたらきをすることが明らかになっているからです．一方の不溶性食物繊維は腸管を刺激するため，摂取は控えるか，量を減らす，調理法を工夫するなどの配慮が必要になります．

胃切除後，胃炎，胃潰瘍の場合

　易消化食を必要としている場合は，食物繊維の摂り方に配慮します．野菜や果物は調理法に工夫が必要です．裏ごししたり，軟らかく煮たりして摂取するようにするとよいでしょう．

食物繊維の多い食品

繊 繊維（水 水溶性　不 不溶性）
エ エネルギー

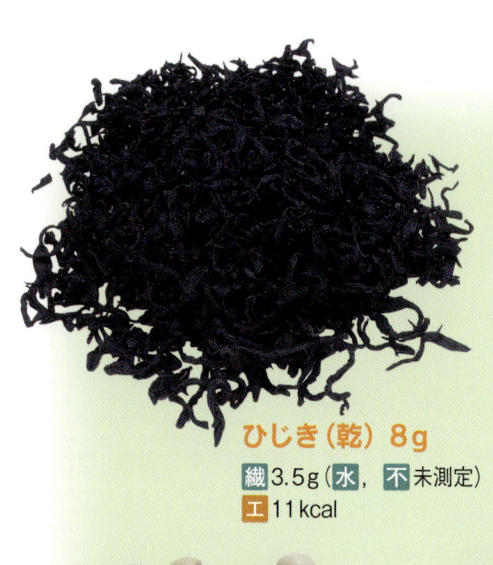

ひじき（乾）8g
繊 3.5g（水，不 未測定）
エ 11kcal

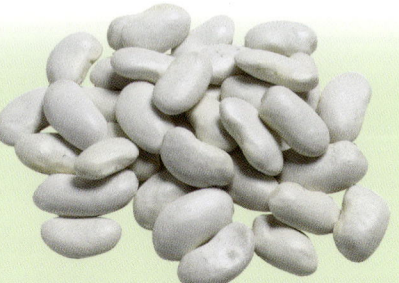

白いんげん豆（乾）30g
繊 5.8g（水 1.0g　不 4.8g）
エ 100kcal

おから 40g
繊 4.6g（水 0.2g　不 4.4g）
エ 44kcal

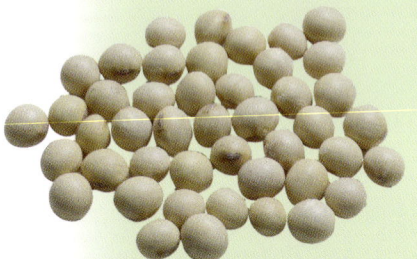

大豆（乾）20g
繊 3.4g（水 0.4g　不 3.0g）
エ 83kcal

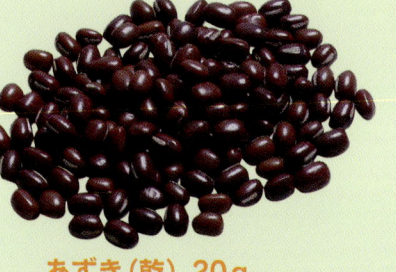

あずき（乾）20g
繊 3.6g（水 0.2g　不 3.3g）
エ 68kcal

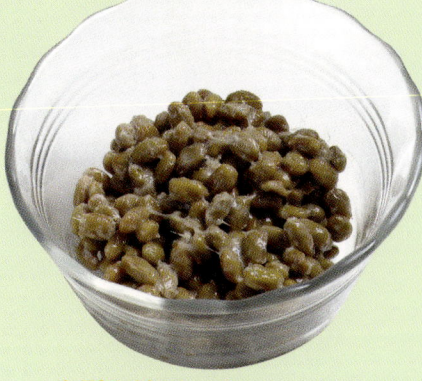

糸引き納豆 40g
繊 2.7g（水 0.9g　不 1.8g）
エ 80kcal

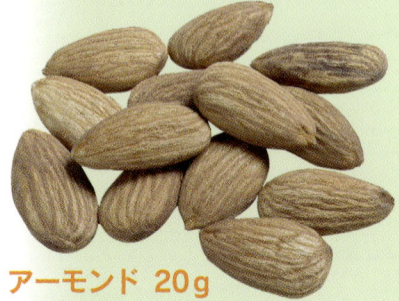

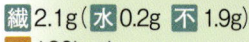

アーモンド 20g
繊 2.1g（水 0.2g　不 1.9g）
エ 120kcal

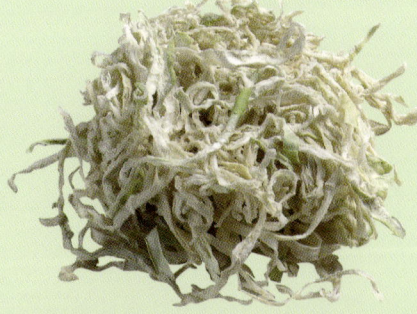

切り干しだいこん（乾）20g
繊 4.1g（水 0.7g　不 3.4g）
エ 56kcal

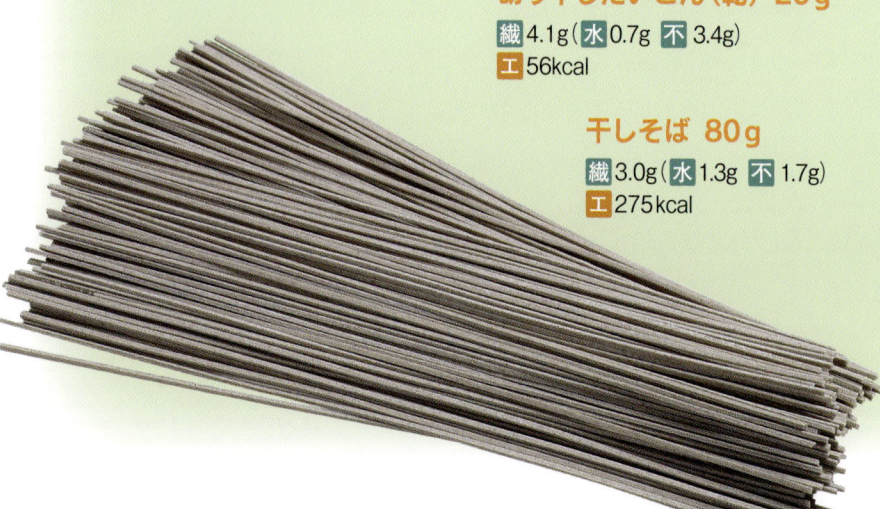

干しそば 80g
繊 3.0g（水 1.3g　不 1.7g）
エ 275kcal

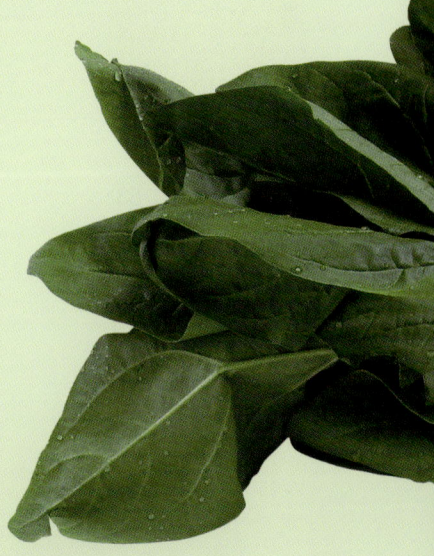

ほうれん草（1/3束）100g
繊 2.8g（水 0.7g　不 2.1g）
エ 20kcal

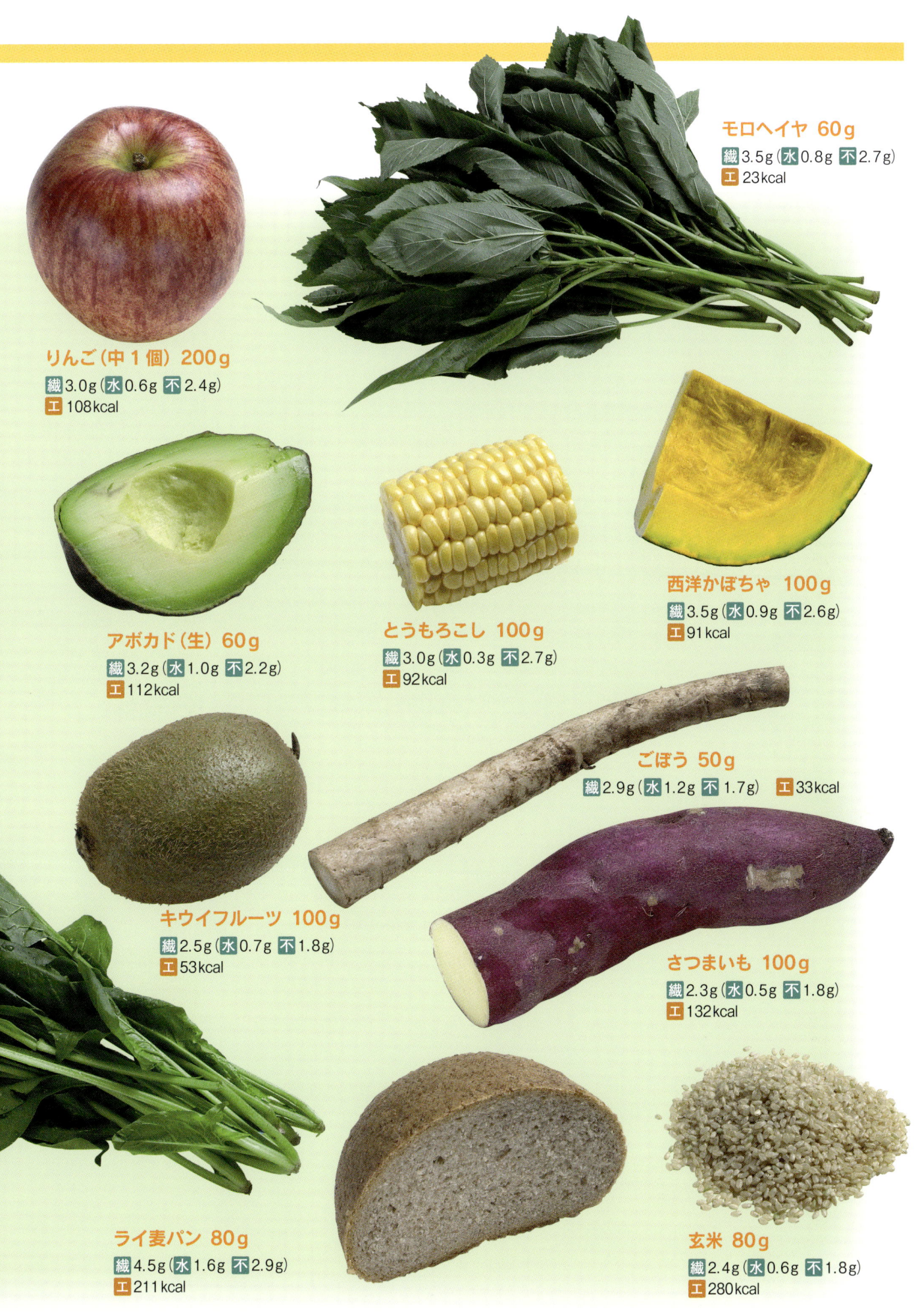

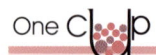

食物繊維を上手に摂るために

ファイバー・インデックス

　ファイバー・インデックス（Fiber Index，FI値）とは，日本食品標準成分表をもとにして著者が考案したオリジナルの指標で，「食品100gあたりのエネルギー（kcal）／食物繊維（g）」で算出する，エネルギー量と食物繊維量の比率を示したものです．FI値が低いものほど，食物繊維が多くて低エネルギーの食材ということになります．

　このFI値を考案した理由は，慢性便秘症の患者さんが無理なダイエット（欠食や低炭水化物ダイエットなど）を行った結果，食物繊維摂取量が減少して便秘が悪化してしまった，というケースが数多く認められたことにあります．食物繊維摂取量を増加させてもエネルギー摂取量を増加させないようにすれば，この問題は解決できるのではないかと考えたわけです．

　海藻類やきのこ類のように，おおかたFI値が低いというものもありますが，同じ食品群の中でもFI値が低いものと高いものが存在する場合もあります．たとえば，同じ穀類でも精白米より玄米やライ麦パンなど精白度の低いもののほうがFI値が低く，麺類では，うどんよりもそばのほうがFI値が低くなっています（表1-1）．

　日本人の多くが主食にしている「精白米」と「そば」を例にとってみましょう．

　炊いた白米100gは，エネルギー＝168 kcal，食物繊維量＝0.3gです．これをFI値の式にあてはめると，FI＝168 kcal÷0.3g＝560ということになります．

　一方，干しそば（ゆで）100gは，エネルギー＝114 kcal，食物繊維量＝1.5gであるので，114 kcal÷1.5＝FI値76と，白米よりかなり低値であることがわかります．

　このように，さまざまな食品のエネルギーや食物繊維含有量が比較できるのが，FI値の良いところです．主食ならば，ゆでそばや玄米，野菜ならほうれん草やブロッコリー，といった具合に，各食品群のカテゴリーからFI値を参考に，食物繊維以外の要素も考慮しながら，食材を選んで摂取すれば，献立が組み立てやすくなります．

表1-1 穀類のFI値比較

	エネルギー（kcal）（100gあたり）	食物繊維量（g）（100gあたり）	FI値
玄米（ご飯）	165	1.4	118
胚芽米（ご飯）	167	0.8	209
精白米（ご飯）	168	0.3	560
もち	235	0.8	294
オートミール	380	9.4	40
ライ麦パン	264	5.6	47
食パン	264	2.3	115
そば（干しそば，ゆで）	114	1.5	76
うどん（ゆで）	105	0.8	131
中華めん（ゆで）	149	1.3	115
スパゲッティー（ゆで）	149	1.5	99

SF値

　食物繊維を摂取する際には，その種類についても注目してみましょう．食物繊維には水溶性食物繊維と不溶性食物繊維があり，それぞれに特徴や作用が異なります（→p.52）．著者は，この水溶性食物繊維と不溶性食物繊維をバランスよく摂ることこそ，食物繊維摂取のコツだと考えています．

　食物繊維の実際の摂取量を調べてみると，生野菜がいいと思い込んで不溶性食物繊維ばかり食べているケースが多くみられますが，水に溶けない不溶性食物繊維を多く摂りすぎていると排便時に便が硬くなったり，腹部膨満感などが強くなったりします．

　バランスよく多様な食物繊維を摂取すれば，食物繊維のもつさまざまな生理作用の恩恵を受けることが可能になります．そこで，水溶性食物繊維量を知るために，1つの食材に含有される総食物繊維量に対する水溶性食物繊維量の割合を示すSF値という指標を考案しました．SF値は「水溶性食物繊維（g）/総食物繊維（g）」で算出されます．つまりSF値が高いほど，水溶性食物繊維を多く含有する食品ということになります．

　単純に食物繊維の総量だけを考えるのではなく，SF値や先に紹介したFI値にも注目すれば，食物繊維をより効率よく摂取できるようになるでしょう．

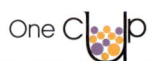

1日の献立例
●エネルギー
1,800kcal
●食物繊維 25g

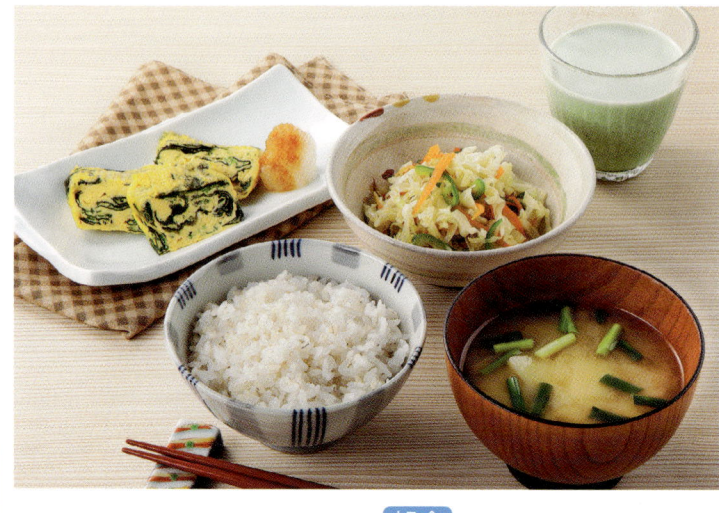

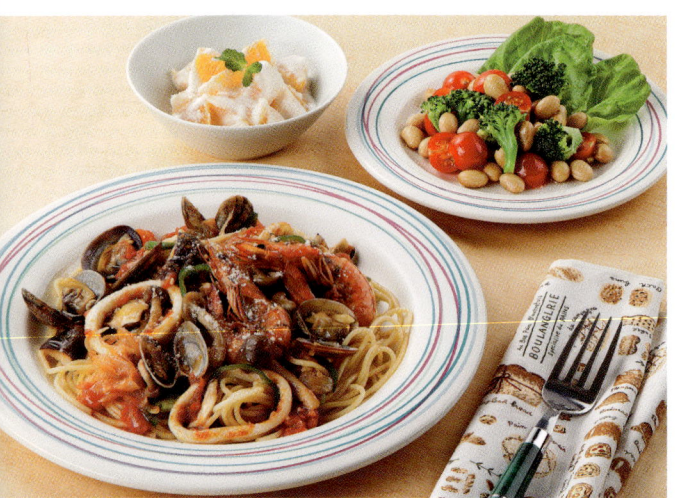

朝食
麦ご飯
じゃがいものみそ汁
わかめ入り卵焼き
野菜炒め
抹茶ミルク

昼食
シーフードときのこの
スパゲッティ
大豆のサラダ
オレンジヨーグルト

夕食
麦ご飯
牛肉とごぼうの炒め煮
さといものごまあんかけ
チンゲン菜の和え物
果物（かき）

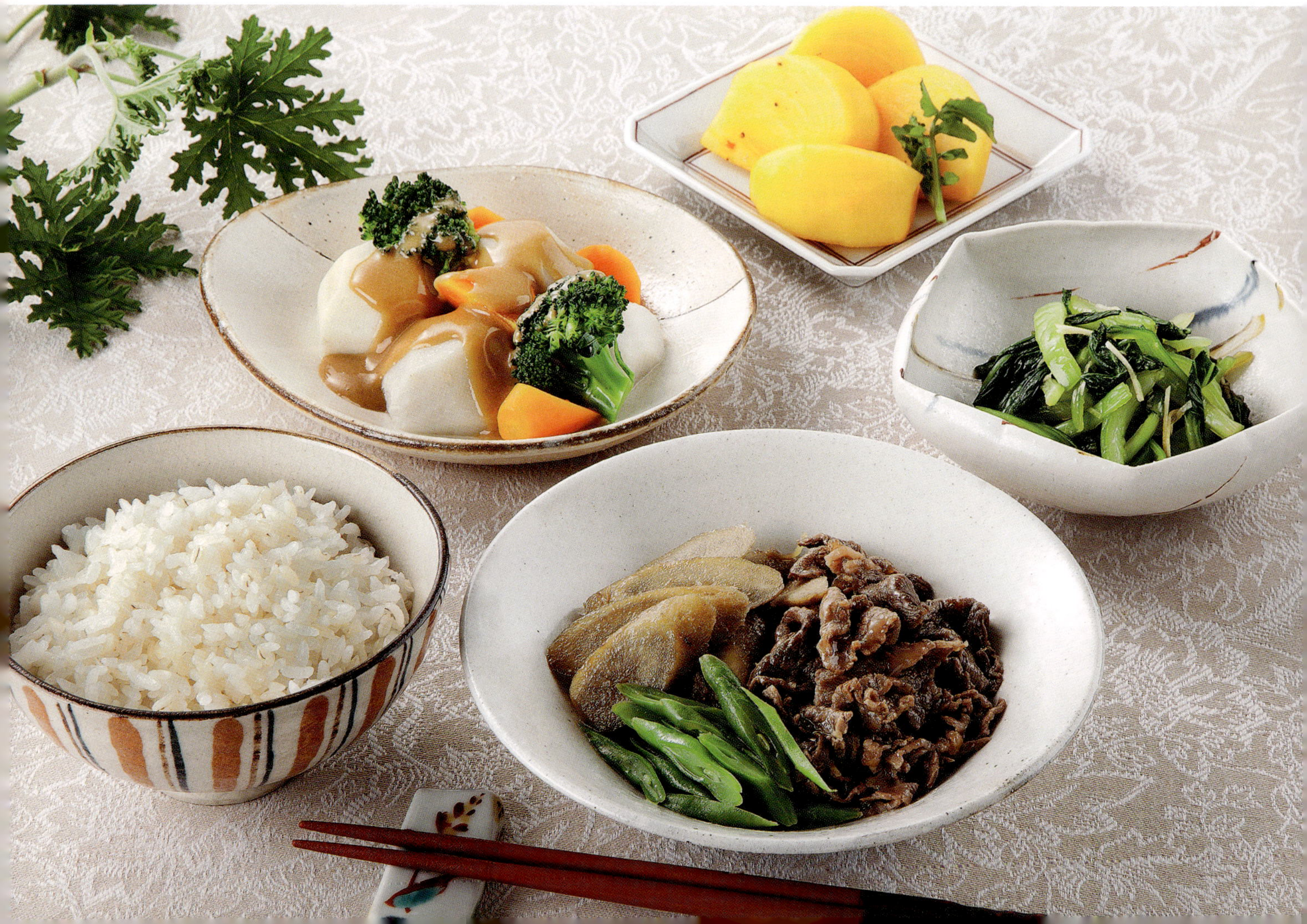

1日の献立例
●エネルギー
1,800 kcal
●食物繊維 20 g

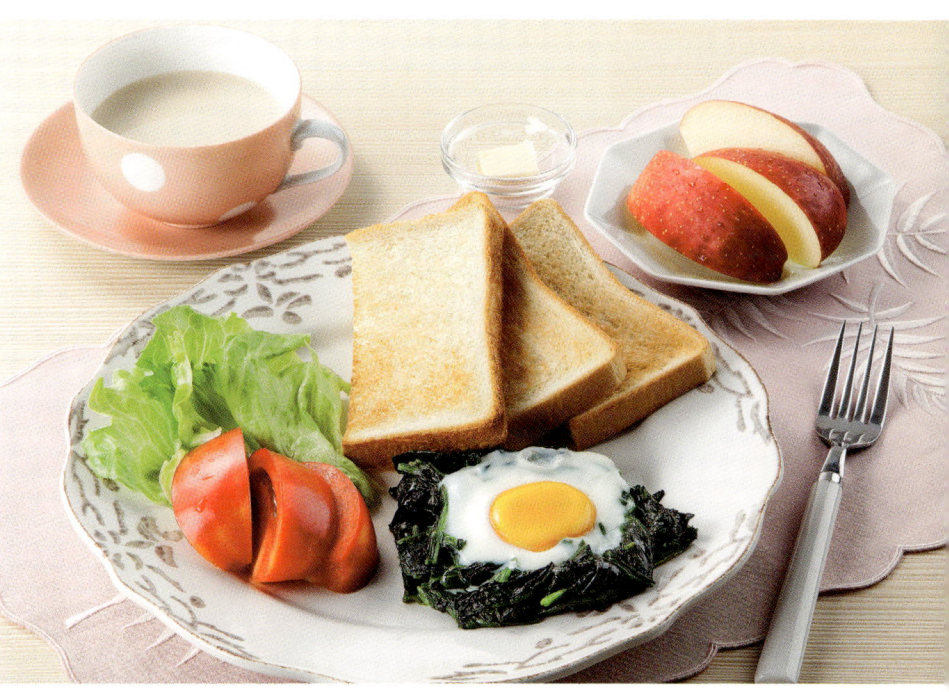

朝食
トースト
ミルクティー
ほうれん草の巣ごもり卵
トマトのサラダ
果物（りんご）

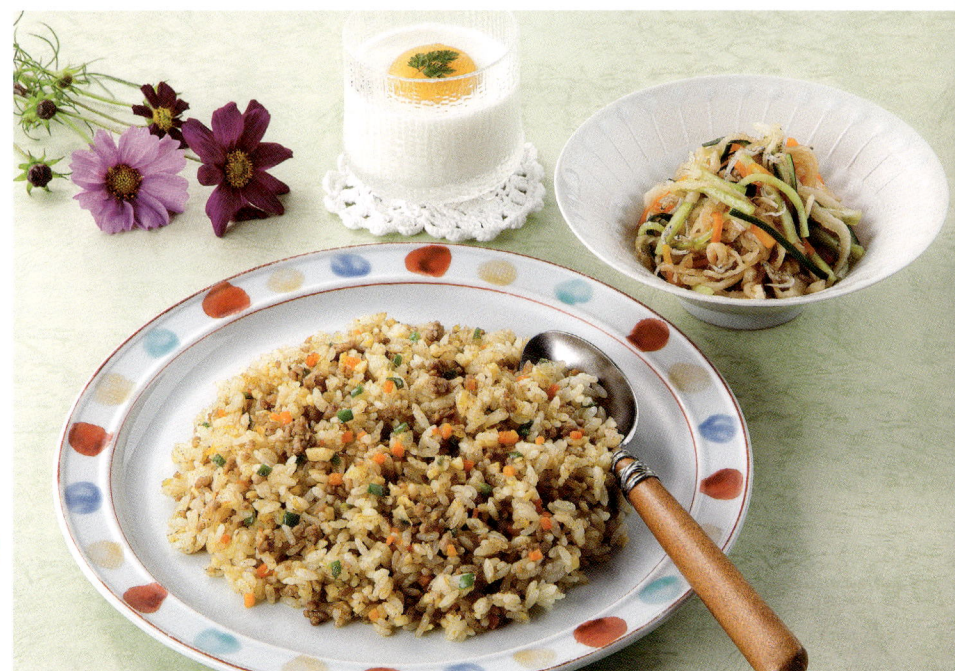

昼食
カレー炒飯
切り干しだいこんの和え物
ヨーグルトゼリー

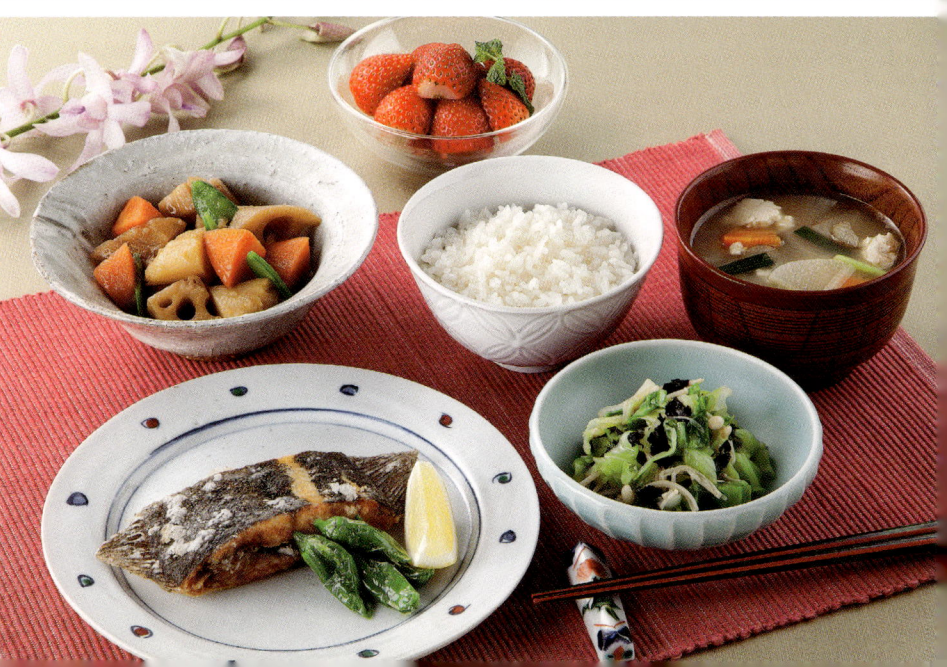

夕食
ご飯
けんちん汁
かれいのから揚げ
じゃがいもとれんこんの煮物
キャベツの磯辺和え
果物（いちご）

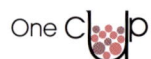

1日の献立例　●エネルギー 1,800 kcal　●食物繊維 25g

朝食

●じゃがいものみそ汁
① じゃがいもはいちょう切りにしてだしで軟らかく煮，2cm長さに切ったあさつきを加え，みそをだしで溶いて加える．

●わかめ入り卵焼き
① わかめはさっとゆでて一口大に切り，あさつきは小口切りにする．
② だしに砂糖，塩を入れて溶かし，溶き卵と混ぜ，①を加える．
③ 卵焼き器またはフライパンを熱し，油をなじませ，ペーパータオルで余分な油をふき，中火にして②の1/3量を流し，半熟状になったら手前に巻く．あいたところに油を塗り，卵を向こう側に寄せ，②の半量を流し，半熟状になったら手前に巻き，残りも同様に焼く．
④ ③を切り分けて器に盛り，だいこんおろしを添え，しょうゆをかける．

●野菜炒め
① キャベツ，にんじんは短冊に切り，ピーマンは種を取り，細く切る．
② フライパンに油を熱し，にんじん，キャベツ，ピーマンの順に入れて炒め，しんなりしたら塩で調味する．

●抹茶ミルク
① 抹茶に湯少々を入れて溶かす．
② 牛乳に砂糖，①を加えて混ぜる．ダマができたときは茶こしでこす．

昼食

●シーフードときのこのスパゲッティ
① あさりは塩水につけて砂出しし，殻をこするように洗う．
② えびは背わたをとり，いかは輪切りにする．
③ にんにくはみじん切り，たまねぎは薄く切る．
④ しめじは石づきをとって小房に分け，生しいたけはそぎ切りにする．
⑤ スパゲッティは熱湯に入れ，表示の時間どおりゆでる．
⑥ フライパンに油を熱し，にんにくを炒め，たまねぎを入れて炒める．②，④，①の順に加えて炒め，白ワインをふり，トマトの水煮，塩を加えて4〜5分煮る．ピーマンを細く切っ

て加えて少し煮，ゆでたてのスパゲッティを加えて炒める．
⑦ 器に⑥を盛り，粉チーズをふる．

●大豆のサラダ
① ブロッコリーはゆでて小さく切る．ミニトマトはへたを取り，2つ割りにする．
② ゆで大豆，①をドレッシングで和える．
③ 器にサラダ菜を敷き，②を盛る．

●オレンジヨーグルト
① オレンジは皮をむいて乱切りにする．
② ①をヨーグルトで和える．

夕食

●牛肉とごぼうの炒め煮
① ごぼうは皮をこそげて斜めに切り，水に入れてアクをとり，水気をきる．
② さやいんげんは筋を取り，ゆでて斜めに切る．
③ 鍋に油を熱し，しょうがの繊切り，牛肉，①を炒める．だしを加え，煮立ったらアクをとり，火を弱めて4〜5分煮る．砂糖，しょうゆを加えてごぼうが軟らかくなるまで煮，②を加える．

●さといものごまあんかけ
① さといもは形よく皮をむいて2〜3cmに切り，熱湯で2〜3分ゆでて水にとり，ぬめりをとる．
② にんじんは乱切りにする．
③ ブロッコリーはゆでて小房に分ける．
④ だしで①，②を軟らかく煮，③を加える．
⑤ ④の煮汁を小鍋に入れ，練りごま，砂糖，しょうゆを加えて混ぜ合わせ，火にかけて煮立ってきたら，同量の水で溶いたかたくり粉でとろみをつける．
⑥ 器に④の野菜を盛り合わせ，⑤のごまあんをかける．

●チンゲン菜の和え物
① チンゲン菜はゆでて3cm長さに切り，軸の太いところは縦に細く切る．
② しょうゆ，だし，しょうがの繊切りを合わせて①を和える．

■材料（1人分）

	料理名	材料	分量(g)	目安量
朝食	麦ご飯	麦ご飯	150	茶碗1杯
	じゃがいものみそ汁	じゃがいも	30	
		あさつき	5	
		だし	150	3/4カップ
		みそ	8	小さじ1 1/3
	わかめ入り卵焼き	卵	50	1個
		砂糖	2	小さじ2/3
		塩	0.4	
		だし	15	大さじ1
		わかめ	10	
		あさつき	5	
		サラダ油	1	小さじ1/4
		だいこん	30	
		しょうゆ	1	小さじ1/6
	野菜炒め	キャベツ	60	
		にんじん	20	
		ピーマン	15	
		サラダ油	4	小さじ1
		塩	0.8	
	抹茶ミルク	牛乳	120	3/5カップ
		抹茶	0.5	小さじ1/4
		砂糖	3	小さじ1
昼食	シーフードときのこのスパゲッティ	スパゲッティ(乾)	70	
		いか	30	
		あさり	20	殻つき50g
		えび	20	頭，殻つき45g
		たまねぎ	40	
		トマト水煮(缶詰)	50	
		しめじ	20	
		生しいたけ	20	
		ピーマン	10	
		にんにく	3	
		オリーブ油	8	小さじ2
		白ワイン	5	小さじ1
		塩	1	小さじ1/6
		粉チーズ	2	小さじ1
	大豆のサラダ	大豆(ゆで)	40	
		ミニトマト	30	
		ブロッコリー	20	
		フレンチドレッシング	10	小さじ2
		サラダ菜	10	
	オレンジヨーグルト	プレーンヨーグルト	100	1/2カップ
		オレンジ	100	
夕食	麦ご飯	麦ご飯	150	茶碗1杯
	牛肉とごぼうの炒め煮	牛もも肉(薄切り)	60	
		ごぼう	40	
		さやいんげん	15	
		しょうが	少々	
		サラダ油	3	小さじ3/4
		だし	70	1/3カップ
		砂糖	3	小さじ1
		しょうゆ	6	小さじ1
	さといものごまあんかけ	さといも	70	
		にんじん	20	
		ブロッコリー	20	
		だし	100	1/2カップ
		練りごま	6	小さじ1強
		砂糖	3	小さじ1
		しょうゆ	6	小さじ1
		かたくり粉	1	小さじ1/6
	チンゲン菜の和え物	チンゲン菜	60	
		しょうゆ	3	小さじ1/2
		だし	5	小さじ1
		しょうが	少々	
	果物	かき	100	

エ 1,842kcal　た 76.7g　脂 53.8g　炭 263.5g　繊 25.8g　塩 8.1g

1日の献立例　●エネルギー 1,800kcal　●食物繊維 20g

朝食

●ほうれん草の巣ごもり卵
1. ほうれん草は熱湯でゆでて水にとり，水気を絞って4cm長さに切る．
2. フライパンに油を熱し，①を炒めて塩で調味し，真ん中をくぼませて卵を割り入れ，ふたをして卵白が白くなるまで弱火で焼く．

●トマトのサラダ
1. トマトはくし形に切る．
2. レタスと①を盛り合わせ，ドレッシングをかける．

昼食

●カレー炒飯
1. ながねぎ，にんじん，ゆでたけのこ，ピーマンは粗みじん切りにする．
2. 中華鍋に油を熱し，ながねぎ，にんじん，ひき肉を炒める．ひき肉の色が変わりポロポロになったら，ゆでたけのこ，ピーマンを入れて炒め，カレー粉を加えて炒める．麦ご飯を入れて炒め，塩，こしょうで調味する．

●切り干しだいこんの和え物
1. 切り干しだいこんはたっぷりの水に入れて戻して水気を絞り，熱湯に入れて5～6分ゆでてざるにとり，冷ます．
2. にんじんは細く切ってゆでる．きゅうりは細く切る．
3. ちりめんじゃこはフライパンでから炒りする．
4. しょうゆ，酢，だしを合わせて①～③を和える．

●ヨーグルトゼリー
1. ヨーグルトは常温にし，砂糖を加えて混ぜる．
2. 水小さじ1強にゼラチンを入れてしとらせる．
3. ②を湯せんにして溶かし，①に加えて手早く混ぜ，器に流して冷蔵庫で冷やし固める．
4. ③にあんずジャムをかける．ジャムが固いときは水少々でのばす．

夕食

●けんちん汁
1. だいこん，にんじんはいちょう切りにする．ごぼうは半月に切り，水に入れてアクをとり，水気をきる．
2. とうふは布巾に包んで水気を絞る．
3. 鍋に油を熱し，①，②を入れて炒め，だしを加えて煮立ったらアクをとり，火を弱めて野菜が軟らかくなるまで煮，塩，しょうゆで調味し，3cm長さに切ったあさつきを加える．

●かれいのから揚げ
1. かれいに塩をふって10分おき，水気をふいてかたくり粉をまぶす．
2. ししとうがらしは楊枝で数個所さして穴をあけ，水気をふく．
3. 揚げ油を160度に熱し，②を入れて素揚げにし，油を170度くらいに上げて①を入れ，色よくからりと揚げる．
4. 器に③を盛り合わせ，レモンのくし型切りを添える．

●じゃがいもとれんこんの煮物
1. じゃがいも，にんじん，れんこんは皮をむいて乱切りにする．
2. さやえんどうは筋を取り，ゆでて斜め半分に切る．
3. だしをあたため，①を入れて4～5分煮，砂糖，しょうゆを加えて軟らかくなるまで煮る．②を加えて少し煮，器に彩りよく盛る．

●キャベツの磯辺和え
1. キャベツはゆでて短冊に切り，えのきたけは根元を切り，長さを半分に切ってゆでる．
2. しょうゆ，だしを合わせて①を和え，もみのりをまぶす．

■材料（1人分）

	料理名	材料	分量(g)	目安量
朝食	トースト	食パン	75	
		バター	6	小さじ1 1/2
	ミルクティー	牛乳	150	3/4カップ
		紅茶	50	1/4カップ
	ほうれん草の巣ごもり卵	卵	50	1個
		ほうれん草	60	
		サラダ油	2	小さじ1/2
		塩	0.5	
	トマトのサラダ	トマト	70	
		レタス	15	
		フレンチドレッシング	5	小さじ1
	果物	りんご	100	
昼食	カレー炒飯	麦ご飯	180	
		豚ひき肉(もも)	60	
		ながねぎ	20	
		にんじん	25	
		たけのこ(ゆで)	25	
		ピーマン	10	
		サラダ油	8	小さじ2
		カレー粉	2	小さじ1
		塩	1.5	小さじ1/4
		こしょう	少々	
	切り干しだいこんの和え物	切り干しだいこん	8	
		にんじん	15	
		きゅうり	20	
		ちりめんじゃこ	3	
		しょうゆ	5	小さじ1弱
		酢	5	小さじ1
		だし	5	小さじ1
	ヨーグルトゼリー	プレーンヨーグルト	100	1/2カップ
		ゼラチン	2	小さじ2/3
		砂糖	8	大さじ1弱
		あんずジャム	5	小さじ3/4
夕食	ご飯	ご飯	150	茶碗1杯
	けんちん汁	だいこん	30	
		にんじん	20	
		ごぼう	15	
		あさつき	5	
		もめんどうふ	50	1/6丁
		サラダ油	2	小さじ1/2
		だし	200	1カップ
		塩	0.8	
		しょうゆ	1	小さじ1/6
	かれいのから揚げ	まがれい	70	
		塩	0.5	
		かたくり粉	3	小さじ1
		揚げ油	適宜	
		ししとうがらし	5	
		レモン	5	
	じゃがいもとれんこんの煮物	じゃがいも	70	
		れんこん	30	
		にんじん	20	
		さやえんどう	10	
		だし	100	1/2カップ
		砂糖	3	小さじ1
		しょうゆ	6	小さじ1
	キャベツの磯辺和え	キャベツ	60	
		えのきたけ	10	
		焼きのり	0.5	
		しょうゆ	3	小さじ1/2
		だし	5	小さじ1
	果物	いちご	100	

エ 1,824kcal　た 74.6g　脂 53.1g　炭 261.7g　繊 21.0g　塩 8.1g

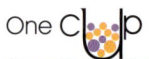

1日の献立例
● エネルギー
1,600kcal
● 食物繊維 25g

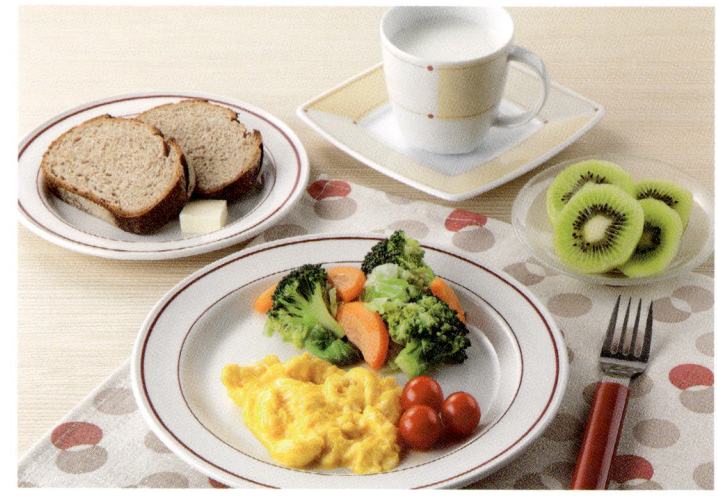

【朝食】
- パン
- ミルク
- スクランブルエッグ
- ゆで野菜のサラダ
- 果物（キウイフルーツ）

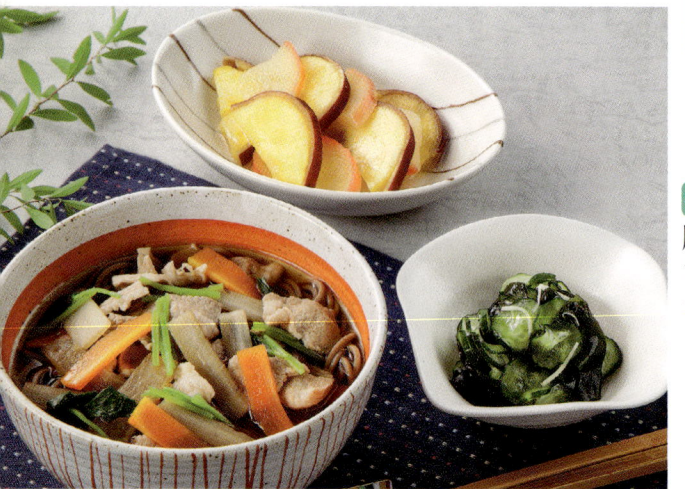

【昼食】
- 豚肉と根菜のそば
- さつまいもとりんごの重ね煮
- きゅうりとわかめの二杯酢

【夕食】
- 麦ご飯
- かぶのみそ汁
- 生さけの鍋照り焼き
- 五目豆
- こまつ菜のからし和え

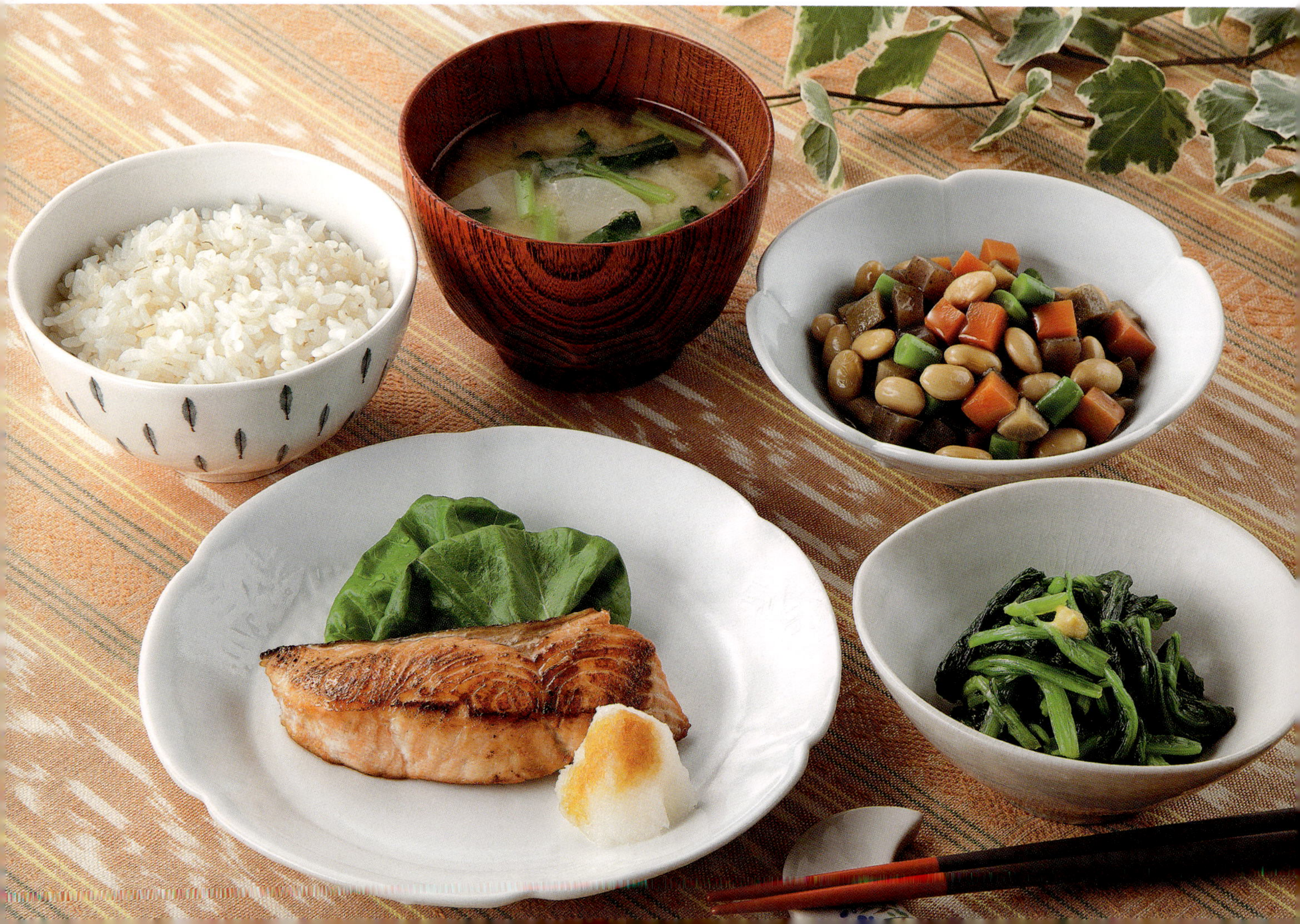

1日の献立例
- エネルギー **1,600 kcal**
- 食物繊維 **20 g**

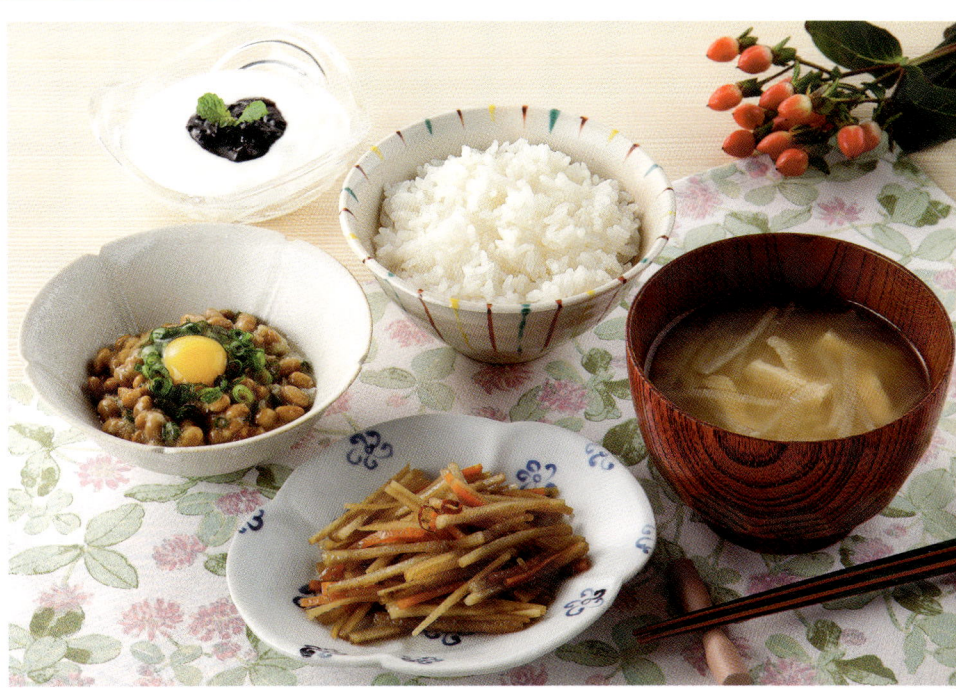

朝食
ご飯
だいこんと油揚げのみそ汁
おろし納豆
きんぴらごぼう
ヨーグルトブルーベリーソース

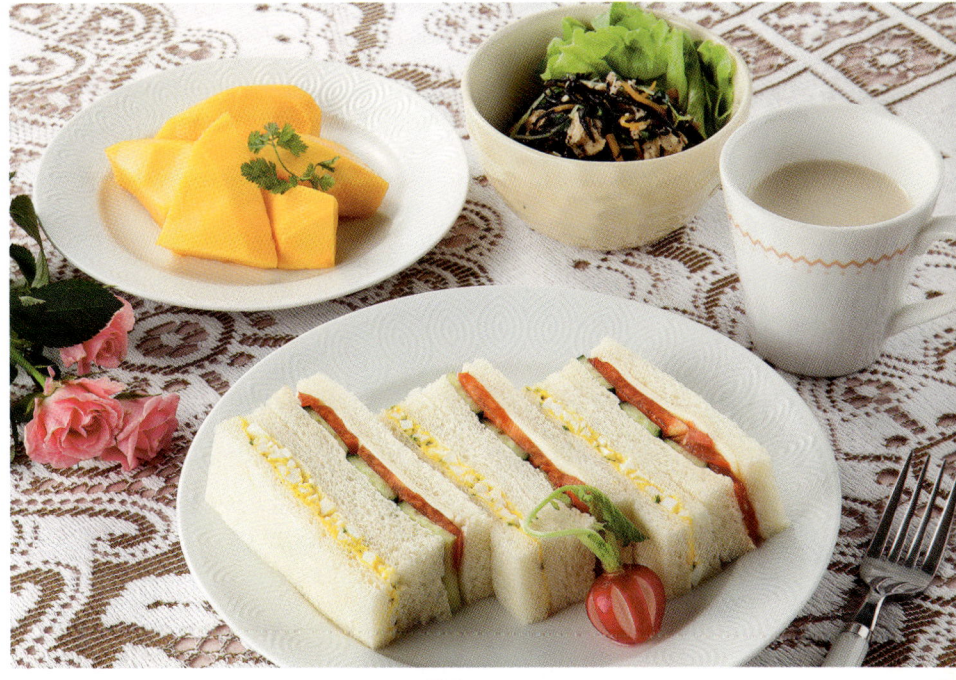

昼食
サンドイッチ
ひじきとさけ缶のサラダ
ミルクティー
果物（パパイア）

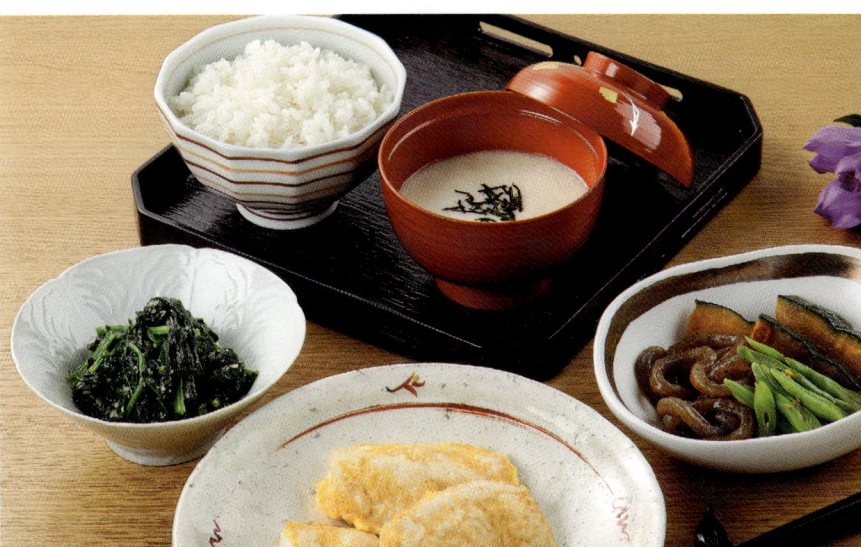

夕食
ご飯
とろろ汁
鶏肉の黄身焼き
かぼちゃと糸こんにゃくのピリ辛煮物
ほうれん草のくるみ和え

One Cup

1日の献立例　●エネルギー 1,600 kcal　●食物繊維 25 g

朝食

●スクランブルエッグ
1. 卵は溶きほぐし，塩，牛乳を加える．
2. フライパンにバターを溶かし，①を流して木杓子で混ぜ，半熟状に炒め，手早く器に盛り，ミニトマトを添える．

●ゆで野菜のサラダ
1. キャベツはゆでて短冊に切り，にんじんは半月に切ってゆでる．ブロッコリーはゆでて小房に分ける．
2. 器に①を盛り合わせ，ノンオイルドレッシングをかける．

昼食

●豚肉と根菜のそば
1. だいこん，にんじん，ごぼうは短冊に切る．
2. 豚肉は一口大に切る．
3. 鍋に油を熱し，①，②を炒め，だしを加える．煮立ったらアクをとり，火を弱めて軟らかくなるまで煮，しょうゆ，みりんで調味する．
4. ③にゆでそばを加え，3 cm長さに切った糸みつば入れる．煮立ってきたら器にそばを入れ，具と汁を注ぐ．

●さつまいもとりんごの重ね煮
1. さつまいもは6 mm厚さの半月に切る．りんごはいちょう切りにする．
2. 鍋にさつまいもの1/3量を並べ，りんごの1/2量を入れ，さつまいも，りんご，さつまいもの順に重ね，バター，砂糖を入れ，水を大さじ2強加えて紙ぶたをして火にかけ，煮立ってきたら火を弱め，軟らかくなるまで煮る．

●きゅうりとわかめの二杯酢
1. きゅうりは小口切りにし，わかめはさっとゆでて一口大に切る．
2. しょうがは繊切りにする．
3. 塩，酢，だしを合わせて①，②を和える．

夕食

●かぶのみそ汁
1. かぶは半月に切ってだしで軟らかく煮る．
2. かぶの葉はゆでて3 cm長さに切る．
3. ①に②を加え，みそをだしで溶いて加える．

●生さけの鍋照り焼き
1. しょうゆ，みりんを合わせて生さけをつける．
2. フライパンに油を熱し，中火にして汁気をきった生さけを入れて焼く．焼き色がついたら裏返して焼き，残った漬け汁を加えて焼く．身の厚いときはふたをして焼く．
3. 器にサラダ菜を敷いて②を盛り，だいこんおろしを添え，しょうゆをかける．

●五目豆
1. ごぼう，にんじん，こんにゃくは1 cm角に切る．昆布は戻して1 cm角に切る．
2. だしをあたため，①，ゆで大豆を入れて4〜5分煮，砂糖，しょうゆで調味して軟らかく煮る．
3. さやいんげんは筋を取ってゆで，1 cm長さに切って②に加える．

●こまつ菜のからし和え
1. こまつ菜は熱湯でゆでて水にとり，水気を絞って3 cm長さに切る．
2. 粉からしは湯少々で溶いてしょうゆ，だしと合わせ，①を和える．
3. 器に②を盛り，好みで溶きがらしを少々のせる．

■材料（1人分）

	料理名	材料	分量(g)	目安量
朝食	パン	ライ麦パン	60	
		バター	6	小さじ1 1/2
	ミルク	牛乳	200	1カップ
	スクランブルエッグ	卵	50	1個
		塩	0.2	
		牛乳	10	小さじ2
		バター	2	小さじ1/2
		ミニトマト	20	3個
	ゆで野菜のサラダ	キャベツ	40	
		にんじん	20	
		ブロッコリー	30	
		ノンオイルドレッシング	15	大さじ1強
	果物	キウイフルーツ	80	
昼食	豚肉と根菜のそば	そば（ゆで）	200	
		豚もも肉	60	
		だいこん	30	
		にんじん	20	
		ごぼう	15	
		糸みつば	5	
		サラダ油	3	小さじ3/4
		だし	300	1 1/2カップ
		しょうゆ	12	小さじ2
		みりん	9	小さじ1 1/2
	さつまいもとりんごの重ね煮	さつまいも	70	
		りんご	50	
		砂糖	3	小さじ1
		バター	2	小さじ1/2
	きゅうりとわかめの二杯酢	きゅうり	30	
		わかめ（生）	15	
		しょうが	少々	
		塩	0.3	
		酢	5	小さじ1
		だし	5	小さじ1
夕食	麦ご飯	麦ご飯	150	茶碗1杯
	かぶのみそ汁	かぶ	20	
		かぶの葉	10	
		だし	150	3/4カップ
		みそ	8	小さじ1 1/3
	生さけの鍋照り焼き	生さけ	60	
		しょうゆ	3	小さじ1/2
		みりん	3	小さじ1/2
		サラダ油	3	小さじ3/4
		だいこん	30	
		しょうゆ	1	小さじ1/6
		サラダ菜	10	
	五目豆	大豆（ゆで）	40	
		ごぼう	20	
		にんじん	20	
		こんにゃく	20	
		こんぶ（素干し）	1	
		さやいんげん	10	
		だし	80	2/5カップ
		砂糖	3	小さじ1
		しょうゆ	6	小さじ1
	こまつ菜のからし和え	こまつ菜	60	
		粉からし	少々	
		しょうゆ	2	小さじ1/3
		だし	5	小さじ1

エ 1,614 kcal　た 76.5 g　脂 44.3 g　炭 225.2 g　繊 26.0 g　塩 8.7 g

1日の献立例　●エネルギー 1,600 kcal　●食物繊維 20 g

朝食

●だいこんと油揚げのみそ汁
1. だいこんは太めの繊切りにし，油揚げは短冊に切り，だしで軟らかく煮る．
2. みそをだしで溶いて加える．

●おろし納豆
1. だいこんはすりおろし，水気を軽く切る．あさつきは小口切りにする．
2. 納豆は箸で混ぜてしょうゆ，だいこんおろしを加えて混ぜる．
3. 器に②を盛り，真ん中にうずら卵を割り入れ，あさつきをちらす．

●きんぴらごぼう
1. ごぼう，にんじんは4cm長さに切り，細く切る．ごぼうは水に入れてアクをとり，水気をきる．
2. 鍋に油を熱し，中火にして赤とうがらし，①を入れて炒める．しんなりしてきたら砂糖，しょうゆ，だしを加え，汁気がなくなるまで炒める．

●ヨーグルトブルーベリーソース
1. 器にヨーグルトを盛り，ブルーベリージャムをかける．

昼食

●サンドイッチ
1. 食パンは2枚1組として内側にバターを塗る．
2. 卵は固ゆでにして粗みじん切りにし，マヨネーズで和え，パセリのみじん切りを加える．
3. トマトは薄く切り，きゅうりはパンの幅に合わせて薄く切る．
4. ①の1組に②を塗り，もう1組に③とチーズをはさみ，ラップできっちり包んで落ち着かせて，ラップをはずす．
5. ④の耳を切り落とし，3等分に切る．
6. 器に盛り，ラディッシュを添える．

●ひじきとさけ缶のサラダ
1. ひじきはたっぷりの水に入れて戻し，熱湯で5分ゆでてざるにとる．
2. にんじんは繊切りにしてゆでる．かいわれ菜は根元を切り，長さを半分にしてゆでる．
3. さけ缶は汁気をきってほぐす．
4. ドレッシングとしょうゆを合わせ，①〜③を和える．
5. 器にレタスを敷き，④を盛る．

夕食

●とろろ汁
1. だしをあたため，塩，しょうゆを溶かして冷ます．
2. やまといもは皮をむき，目の細かいおろしがねですりおろし，①を少しずつ入れて混ぜる．
3. 器に②を盛り，細切りにした焼きのりをちらす．

●鶏肉の黄身焼き
1. 鶏肉はそぎ切りにし，塩をふる．
2. ①に小麦粉を薄くまぶし，溶き卵をたっぷりつける．
3. フライパンに油を熱し，中火にして②を入れて色よく両面を焼いて火を通す．
4. 器に③を盛り，ゆでた枝豆を添える．

●かぼちゃと糸こんにゃくのピリ辛煮物
1. かぼちゃは1.5cm厚さのいちょう切りにする．
2. さやいんげんは筋をとり，ゆでて斜め切りにする．
3. だし，赤とうがらしをあたため，①，糸こんにゃくを入れて煮立ったら火を弱め，砂糖，しょうゆを加え，軟らかくなるまで煮，②を加える．
4. 器に彩りよく盛る．

●ほうれん草のくるみ和え
1. ほうれん草は熱湯で軟らかくゆで，水にとって水気を絞り，4cm長さに切る．
2. くるみはから炒りし，すり鉢ですり，しょうゆ，だしを加えて混ぜ，①を和える．

■材料（1人分）

	料理名	材料	分量(g)	目安量
朝食	ご飯	ご飯	150	茶碗1杯
	だいこんと油揚げのみそ汁	だいこん	30	
		油揚げ	5	
		だし	150	3/4カップ
		みそ	8	小さじ1 1/3
	おろし納豆	糸引き納豆	40	
		だいこん	30	
		あさつき	5	
		しょうゆ	3	小さじ1/2
		うずら卵	10	1個
	きんぴらごぼう	ごぼう	40	
		にんじん	10	
		サラダ油	2	小さじ1/2
		砂糖	2	小さじ2/3
		しょうゆ	4	小さじ2/3
		だし	5	小さじ1
		赤とうがらし(小口切り)	少々	
	ヨーグルトブルーベリーソース	プレーンヨーグルト	100	1/2カップ
		ブルーベリージャム	20	大さじ1
昼食	サンドイッチ	食パン	70	12枚切り4枚
		バター	4	小さじ1
		卵	30	
		マヨネーズ	3	小さじ3/4
		パセリ	1	
		トマト	40	
		きゅうり	20	
		プロセスチーズ	10	
		ラディッシュ	5	
	ひじきとさけ缶のサラダ	ひじき(乾)	6	
		さけ水煮缶詰	30	
		にんじん	10	
		かいわれ菜	5	
		フレンチドレッシング	5	小さじ1
		しょうゆ	3	小さじ1/2
		レタス	20	
	ミルクティー	牛乳	100	1/2カップ
		紅茶	50	1/4カップ
	果物	パパイア	100	
夕食	ご飯	ご飯	150	茶碗1杯
	とろろ汁	やまといも	50	
		だし	50	1/4カップ
		塩	0.5	
		しょうゆ	1	小さじ1/6
		焼きのり	0.5	
	鶏肉の黄身焼き	鶏むね肉(皮なし)	70	
		塩	0.6	
		小麦粉	2	小さじ2/3
		卵	20	
		サラダ油	3	小さじ3/4
		枝豆	10	
	かぼちゃと糸こんにゃくのピリ辛煮物	かぼちゃ	60	
		糸こんにゃく	30	
		さやいんげん	10	
		赤とうがらし(小口切り)	少々	
		だし	80	2/5カップ
		砂糖	4	小さじ1 1/3
		しょうゆ	5	小さじ1弱
	ほうれん草のくるみ和え	ほうれん草	60	
		くるみ	3	
		しょうゆ	3	小さじ1/2
		だし	5	小さじ1

エ 1,656 kcal　た 73.9 g　脂 46.1 g　炭 235.6 g　繊 22.7 g　塩 7.5 g

One Cup

低FIの一品料理

きのこ

FI 9 きのこのおろし和え

エ 19kcal　た 1.8g　脂 0.4g
炭 4.0g　繊 2.2g　塩 0.5g

■材料（1人分）
まいたけ ……… 25g　酢 ……………… 5g
しめじ ………… 20g　　　（小さじ1）
だいこん ……… 50g　塩 …………… 0.5g
糸みつば ……… 5g　だし …………… 5g
　　　　　　　　　　　（小さじ1）

❶まいたけ，しめじはグリルで焼き，食べやすい大きさに切る．
❷だいこんはすりおろし，軽く水気をきる．
❸糸みつばはゆでて3cm長さに切る．
❹酢，塩，だしを合わせて②と混ぜ，①，③を和える．

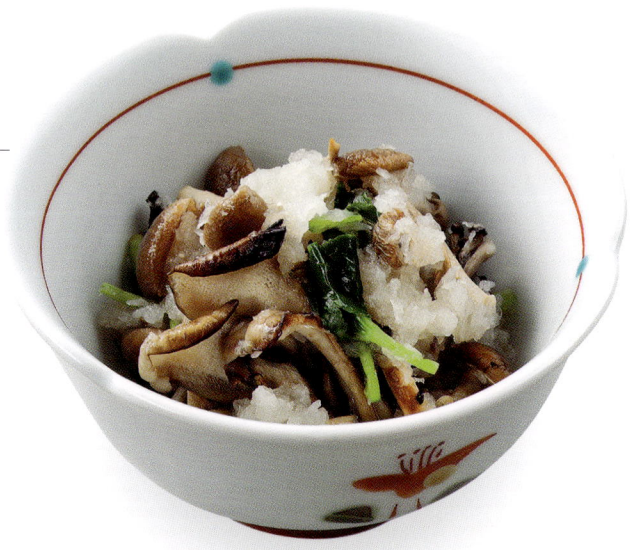

FI 15 エリンギのステーキ

エ 53kcal　た 3.3g　脂 3.4g
炭 7.2g　繊 3.6g　塩 0.4g

■材料（1人分）
エリンギ ……… 80g　しょうゆ ……… 3g
にんにく ………… 1g　　　（小さじ1/2）
オリーブ油 ……… 3g　ミニトマト …… 10g
　　（小さじ3/4）　パセリ ………… 少々

❶エリンギは石づきを取り，縦半分に切る．
❷フライパンにオリーブ油を熱し，にんにくの薄切り，①を入れて両面色よく焼き，しょうゆを加えて焼く．
❸器に②を盛り，ミニトマト，パセリを添える．

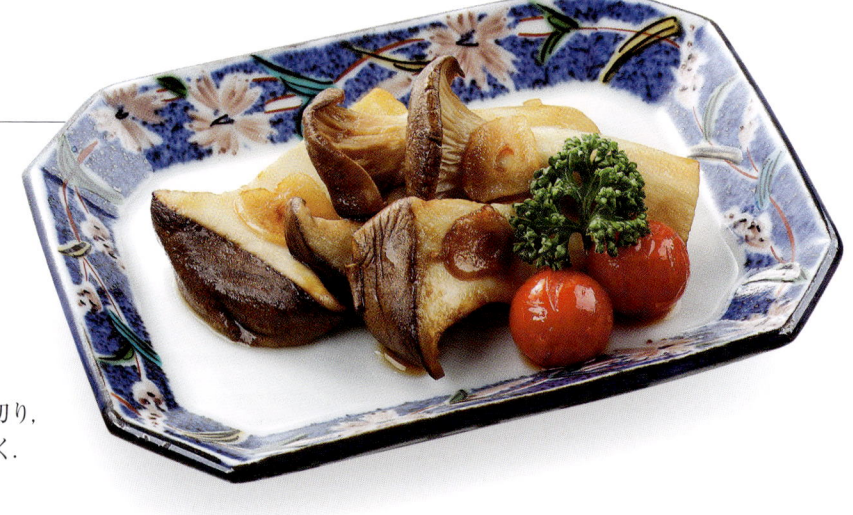

FI 7 きのこ汁

エ 15kcal　た 2.2g　脂 0.2g
炭 4.0g　繊 2.3g　塩 1.1g

■材料（1人分）
生しいたけ …… 20g　だし ………… 150g
えのきたけ …… 20g　　　（3/4カップ）
しめじ ………… 10g　塩 …………… 0.7g
わかめ ………… 10g　しょうゆ ……… 1g
糸みつば ……… 5g　　　（小さじ1/6）

❶生しいたけは薄切り，えのきたけは根元を切り，長さを半分に切る．しめじは石づきを取り，小房に分ける．わかめは水洗いし，一口大に切る．
❷だしをあたためて①を入れ，煮立ったら塩，しょうゆで調味し，3cm長さに切った糸みつばを加える．

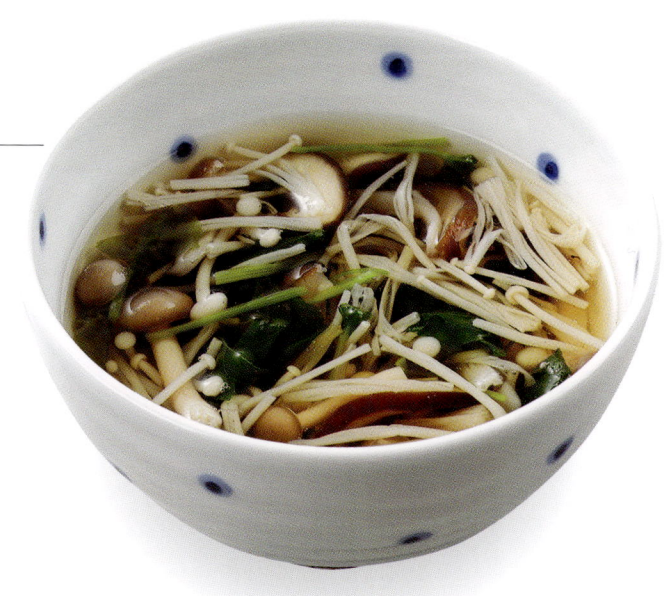

低エネルギーで食物繊維を豊富に含む低FI食材を使った料理を一品加えることで，食物繊維摂取量をアップさせることができます．味つけや調理法を工夫してみましょう

かんてん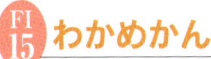

FI 25　フルーツポンチ風

エ 48kcal　た 0.6g　脂 0.1g
炭 12.7g　繊 1.9g　塩 0g

■材料（1人分）
粉かんてん ……… 1g　　砂糖 ………… 5g
（小さじ1/2）　　　　（小さじ1 2/3）
水 ……………… 80g　　水 …………… 15g
（2/5カップ）　　　　（大さじ1）
いちご ………… 30g　　レモン汁 ……… 5g
キウイフルーツ … 30g　　（小さじ1）

❶ 水に粉かんてんを入れて火にかけ，煮立ってかんてんが溶けたらバットに1cm厚さくらいに流し，冷やし固める．
❷ 水，砂糖を火にかけて溶かし，少し煮詰めて火からおろして冷まし，レモン汁を加える．
❸ いちご，キウイフルーツは乱切りにする．
❹ ①のかんてんは1cm角に切り，③とともに②で和える．

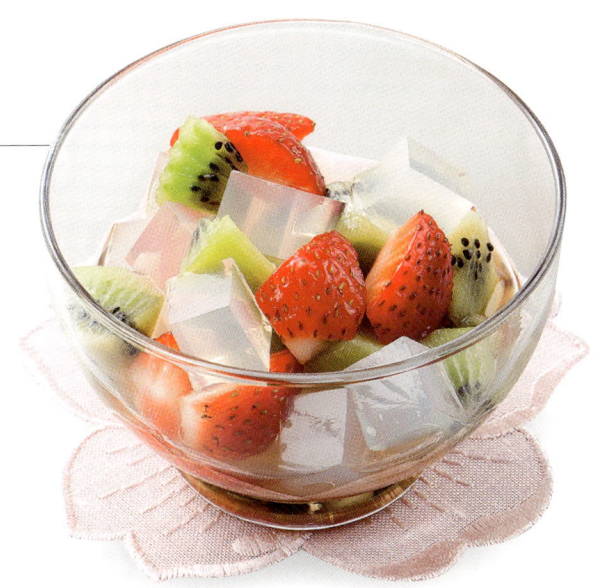

FI 15　わかめかん

エ 22kcal　た 2.7g　脂 0.2g
炭 3.5g　繊 1.5g　塩 1.5g

■材料（1人分）
わかめ（塩蔵，塩抜き）…… 25g　　だし ……………………… 80g
きゅうり ………………… 15g　　（2/5カップ）
かに風味かまぼこ ……… 15g　　塩 ………………………… 0.6g
粉かんてん ……………… 0.8g　　しょうゆ ………………… 1g
（小さじ1/6）

❶ わかめは水洗いし，熱湯でさっとゆでて一口大に切る．
❷ きゅうりは短冊に切り，塩（分量外）をふってしんなりしたら水気を絞る．かに風味かまぼこは細くさく．
❸ だしに粉かんてんを入れて火にかけ，煮立って溶けたら塩，しょうゆで調味し，火からおろして水にあてて粗熱をとる．
❹ ③に①，②を入れて混ぜ，型に流して冷やし固め，切り分けて器に盛る．

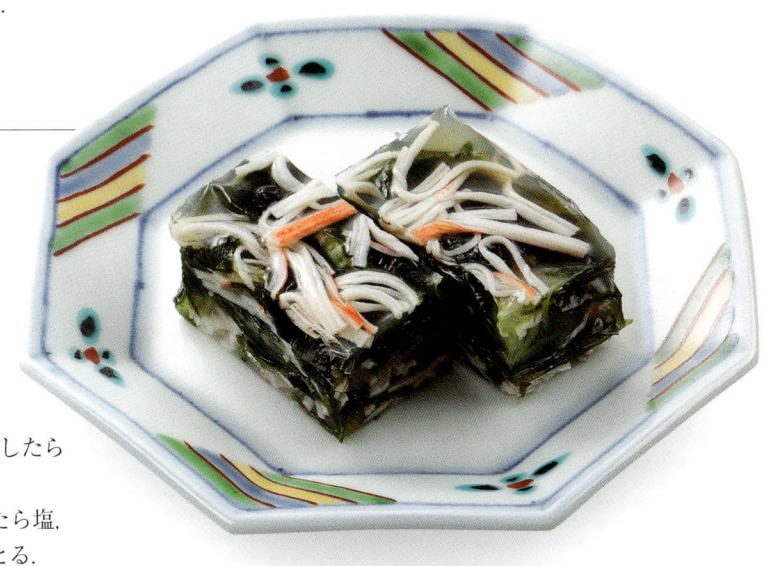

FI 6　糸かんてんの和え物

エ 13kcal　た 0.4g　脂 0g
炭 3.6g　繊 2.1g　塩 0.5g

■材料（1人分）
糸かんてん ……… 2g　　塩 …………… 0.5g
きゅうり ………… 20g　　だし …………… 5g
にんじん ………… 15g　　（小さじ1）
酢 ………………… 5g
（小さじ1）

❶ 糸かんてんは水につけて戻し，4cm長さに切る．
❷ きゅうり，にんじんは4cm長さのマッチ棒状に切り，にんじんはゆでる．
❸ 酢，塩，だしを合わせ，①，②を和える．

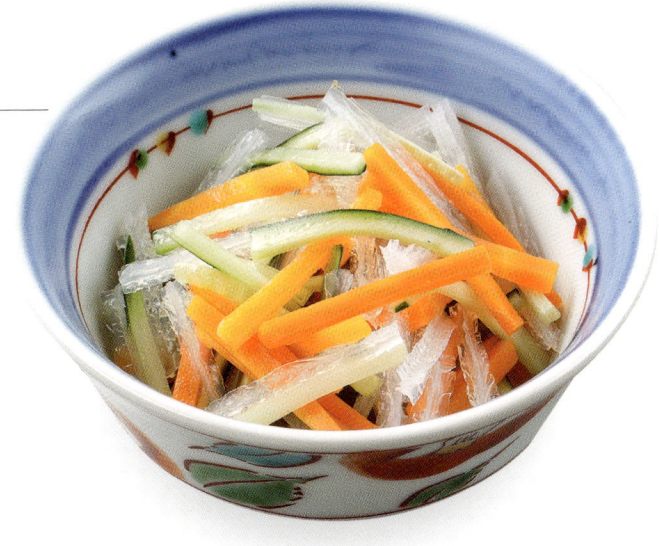

低FIの一品料理　27

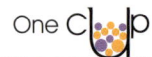

海藻

FI 16 ひじきの和風サラダ

- エ 41kcal　た 2.0g　脂 2.3g
- 炭 4.6g　繊 2.6g　塩 1.0g

■材料(1人分)
- ひじき(乾)……… 5g
- 糸みつば……… 10g
- 赤ピーマン…… 10g
- ボンレスハム…… 5g
- オリーブ油……… 2g (小さじ1/2)
- 酢……………… 8g (小さじ1 1/2)
- しょうゆ………… 5g (小さじ2/3)
- しょうが………… 少々

❶ひじきはたっぷりの水につけて戻し,水気をきって熱湯に入れて5分くらいゆでてざるにとり,冷ます.
❷糸みつばはゆでて4cm長さに切り,赤ピーマンは種を取って細く切り,さっとゆでる.ハムは細く切る.
❸オリーブ油,酢,しょうゆ,しょうがの繊切りを合わせて①,②を和える.

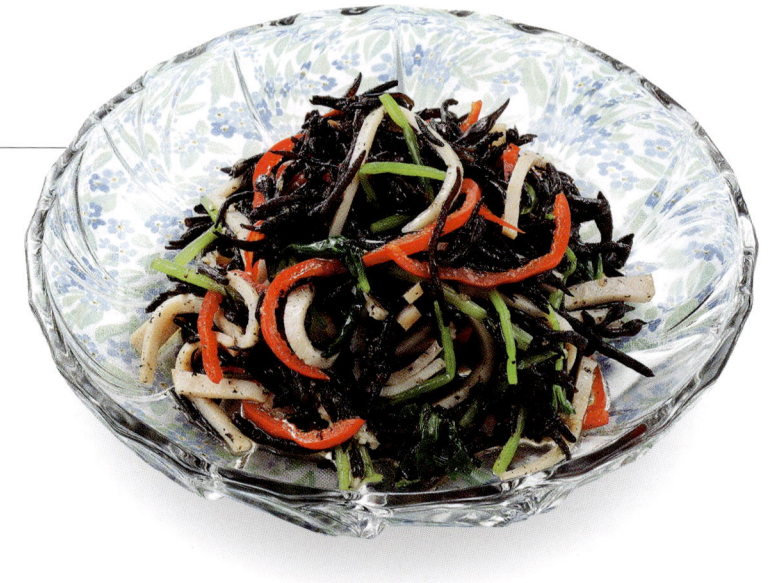

FI 9 刻みこんぶの煮物

- エ 28kcal　た 1.9g　脂 0.1g
- 炭 5.9g　繊 3.0g　塩 1.3g

■材料(1人分)
- 刻みこんぶ……… 6g
- にんじん………… 15g
- さやいんげん…… 10g
- あさり(むき身)… 10g
- だし……………… 75g (2/5カップ)
- みりん…………… 3g (小さじ1/2)
- しょうゆ………… 6g (小さじ1)

❶刻みこんぶはたっぷりの水につけて戻し,水気をきる.
❷にんじんは細く切る.
❸鍋にだしをあたため,①,②を入れて4～5分煮る.あさりのむき身,みりん,しょうゆを加え,軟らかくなるまで煮る.
❹さやいんげんは筋を取り,ゆでて斜めに切って③に加える.

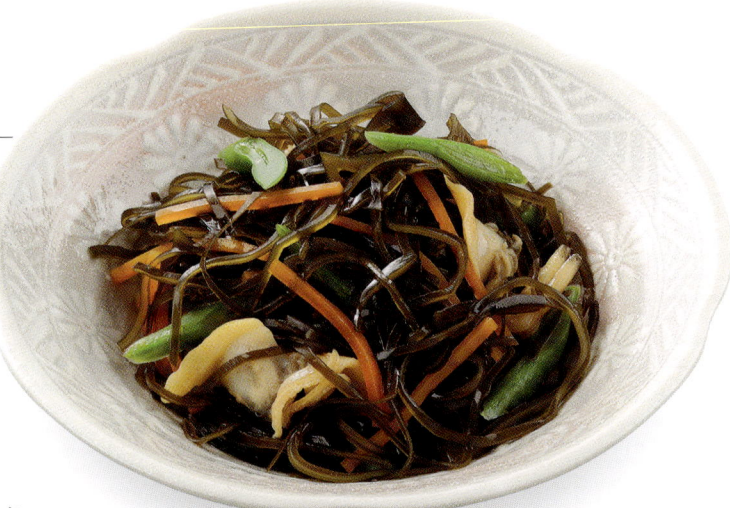

FI 12 もずくと野菜の酢の物

- エ 16kcal　た 1.4g　脂 0.1g
- 炭 2.7g　繊 1.3g　塩 0.8g

■材料(1人分)
- もずく(塩蔵,塩抜き)……… 60g
- きゅうり………… 15g
- にんじん………… 10g
- しらす干し……… 3g
- 酢………………… 5g (小さじ1)
- だし……………… 5g (小さじ1)
- しょうゆ………… 4g (小さじ2/3)

❶もずくは水洗いして水気をきる.
❷きゅうり,にんじんは繊切りにし,にんじんはゆでる.
❸しらす干しは熱湯をかける.
❹酢,しょうゆ,だしを合わせ,①～③を和える.

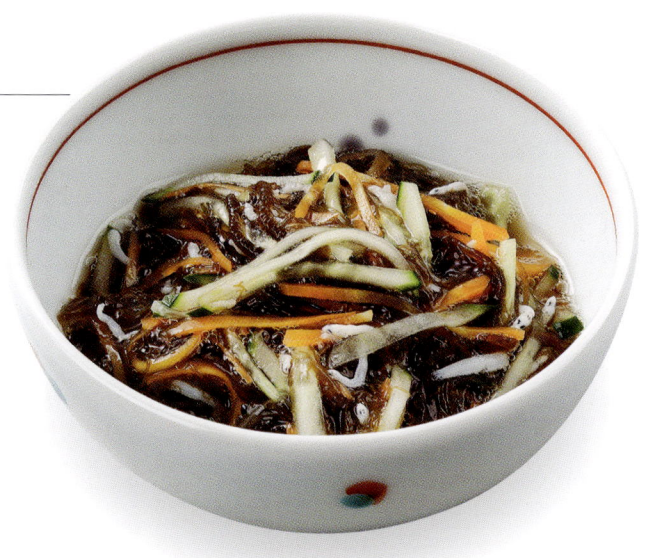

Part 1—食物繊維1カップ法

こんにゃく

FI 12 こんにゃくとオクラの練り味噌かけ

エ 39kcal　た 1.6g　脂 0.6g
炭 8.1g　繊 3.2g　塩 1.1g

■材料（1人分）
こんにゃく	80g	砂糖	3g
オクラ	20g		（小さじ1）
みそ	9g	だし	5g
	（大さじ1/2）		（小さじ1）

❶みそ，砂糖，だしを合わせて火にかけ，ぽってりとするまで練る．
❷こんにゃくは6mm厚さに切り，真ん中に切り込みを入れ，片端を切り込みに通して手綱結びにし，だし（分量外）で煮る．
❸オクラはがくをとり，ゆで，斜め半分に切る．
❹器に②，③を盛り合わせ，①をかける．

FI 17 糸こんにゃくのしぐれ煮

エ 46kcal　た 5.9g　脂 0.2g
炭 6.8g　繊 2.7g　塩 1.0g

■材料（1人分）
糸こんにゃく	80g	だし	80g
鶏ひき肉（ささ身）	20g		（2/5カップ）
あさつき	10g	砂糖	3g
しょうが	少々		（小さじ1）
		しょうゆ	6g
			（小さじ1）

❶だしをあたため，しょうがの繊切り，糸こんにゃく，鶏ひき肉を入れて混ぜ，煮立ったらアクをとり，砂糖，しょうゆを加え，汁気が少なくなるまで煮る．
❷あさつきは3cm長さに切り，①に加えて少し煮る．

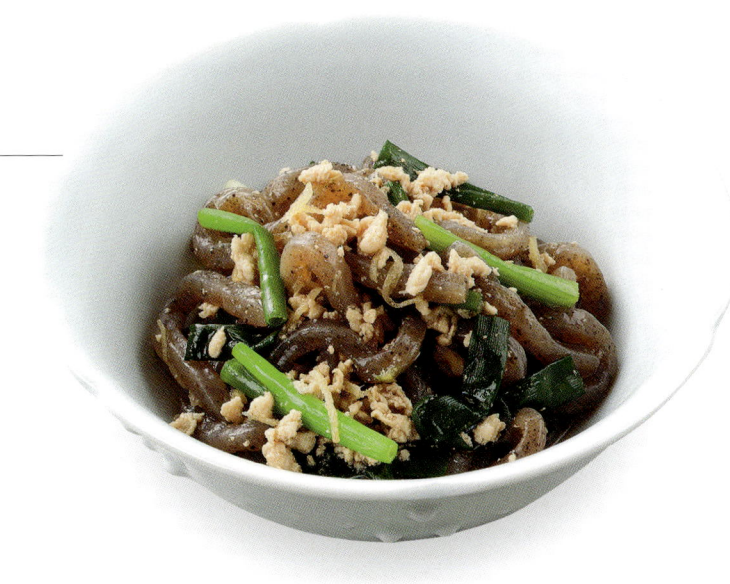

FI 12 しらたきのヨーグルトマヨネーズ

エ 37kcal　た 1.3g　脂 2.0g
炭 5.5g　繊 3.0g　塩 0.7g

■材料（1人分）
しらたき	80g	マヨネーズ	2g
ベビーリーフ	15g		（小さじ1/2）
ミニトマト	20g	塩	0.6g
プレーンヨーグルト	15g	レモン汁	5g
	（大さじ1）		（小さじ1）

❶しらたきは熱湯でゆでてざるにとり，食べやすい長さに切る．
❷プレーンヨーグルト，マヨネーズ，塩，レモン汁を混ぜ合わせ，①を和える．
❸器にベビーリーフを敷き，②を盛り，4つ割りにしたミニトマトを飾る．

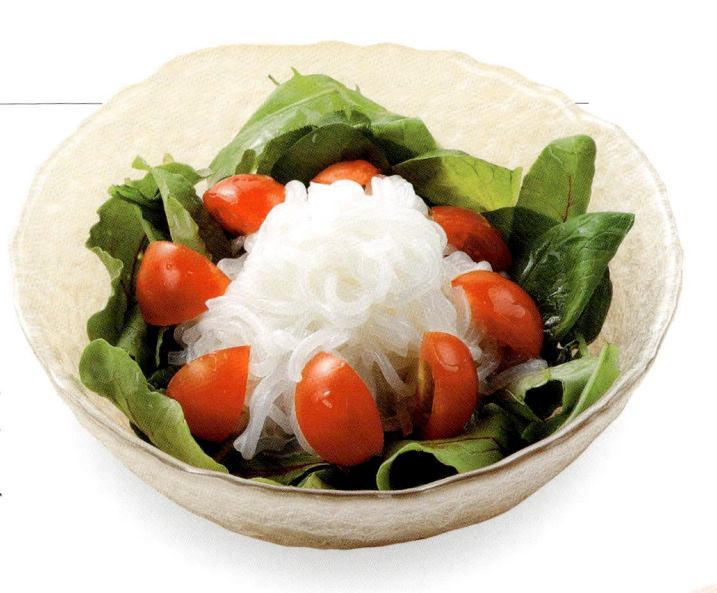

低FIの一品料理

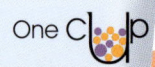

一品料理で食物繊維摂取量をアップさせるコツ

低FI料理

　FI値はエネルギーと食物繊維量の比率を示す指標です（→p.16）．FI値が低いほど，食物繊維を豊富に含み，かつ低エネルギーということになりますので，肥満にも効果があります．

　低FI値の料理を作るためには，やはり低FI値の食材を組み合わせるのがいちばんです．食材同士の相性を考えながら，栄養素バランスが偏らないように，さまざまな種類の食材を使うようにしましょう．また，主食や汁物，主菜，副菜とのバランスも大切ですので，考慮して献立作りをします．

ファイバーボール

　料理が苦手な患者さんや，忙しくて毎日は自炊できない患者さんであっても，簡単に食物繊維を摂取できる方法がないか検討し考案したのが，ファイバーボールです．

　ファイバーボールは，低エネルギーで高たんぱく質の鶏ささ身，食物繊維を多く含むおからと粉かんてん，ポリフェノールやビタミンEなどを豊富に含むオリーブオイルを材料にして作ったものです．1個食べれば，約2gの食物繊維を摂取することができ，エネルギーは約40kcalほどです．

　オリーブオイルによって，おからのパサつきが抑えられており，しっとりとした仕上がりになっています．また，淡白な味つけとなっていますので，いろいろな料理に応用できます．

■保存方法

　材料に使用しているおからは日持ちしないので，保存する場合には冷凍しましょう．まとめて作りおきし，必要な分だけその都度，自然解凍して使用すれば便利です．

■注意点

　おからを使用しているため，摂食嚥下障害の患者さんには不向きです．

　固さがあるので，食べやすい大きさに切って，スープに浮かべるなどして，使用しましょう．

　ファイバーボールの作り方と実際の調理例を次ページから掲載しています．同じ味が続くと飽きてしまいますので，プレーンタイプをアレンジした3種類のファイバーボールの作り方もご紹介します．

ファイバーボール 基本の作り方

基本のファイバーボール

■材料（10個分）

鶏ささ身 ひき肉 …… 100g	かたくり粉 ………… 5g
おから ……………… 100g	塩 …………………… 2g
しょうが汁 …………… 3g	オリーブ油 ………… 12g
粉かんてん ………… 12g	水 ……………… 30〜40g

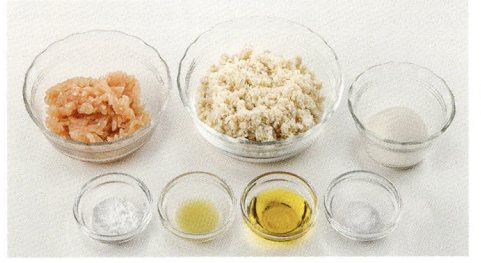

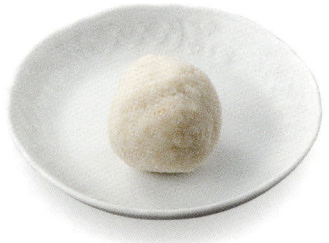

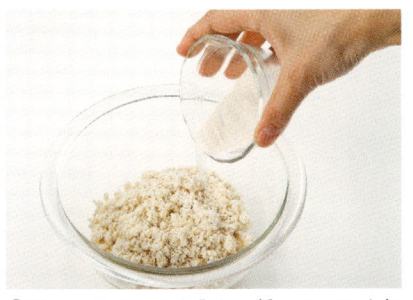

❶ ボールにおからを入れ，粉かんてんを加える．

❷ よく混ぜる．

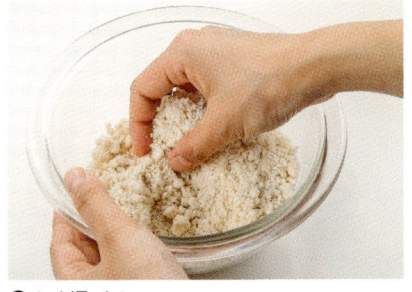

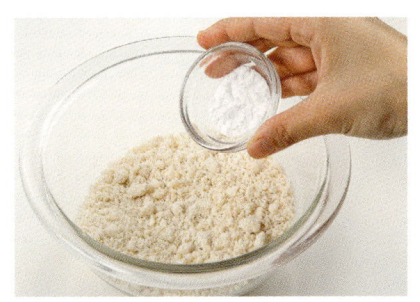

❸ かたくり粉を加えて混ぜる．

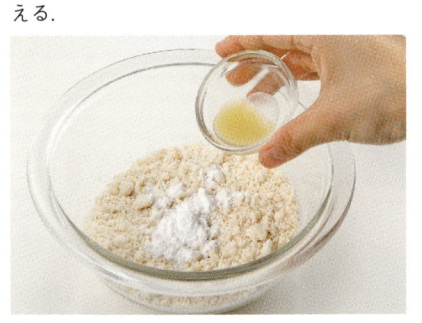

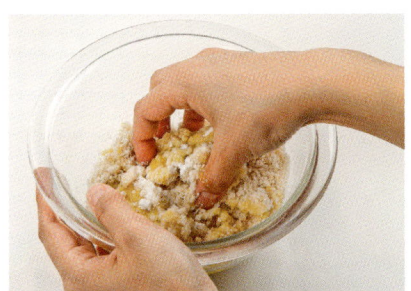

❹ しょうが汁を加えて混ぜる．

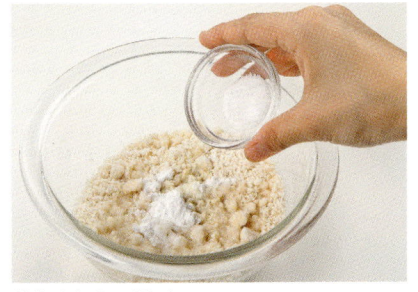

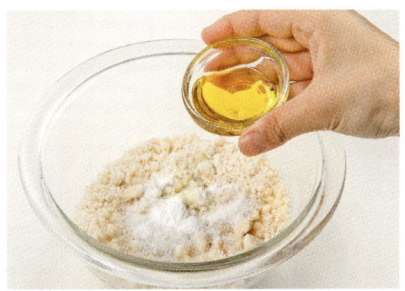

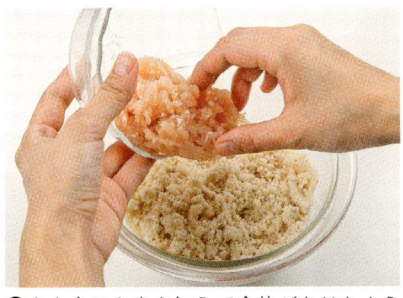

❺ 塩を加えて混ぜる．

❻ オリーブ油を加えて混ぜる．

❼ 水を加えて混ぜる．

❽ ささ身ひき肉を加えて全体がなじむようによく混ぜる．固いときは水を少し加えてよく混ぜる．

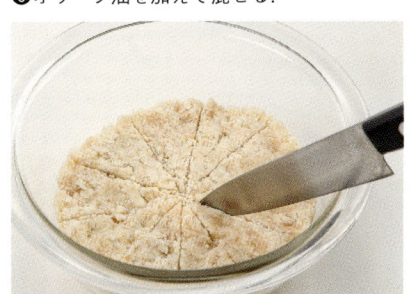

❾ 10等分にする．

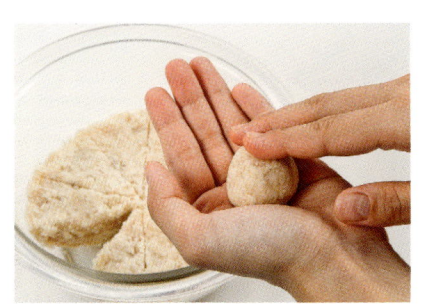

❿ 1つずつ手で丸める．

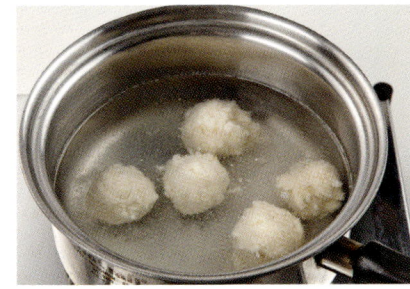

⓫ たっぷりの熱湯に丸めたボールを入れ，浮いてきたら少しそのままゆでて水にとり，ざるにとって水気をきる．

ファイバーボールのアレンジ

すり身ボール

■材料（10個分）
- 白身魚のすり身 100g
- おから 100g
- しょうが汁 3g
- 粉かんてん 12g
- かたくり粉 5g
- 塩 1g
- オリーブ油 12g
- 水 30g

■作り方
❶〜❼までは「基本の作り方」と同様の手順で作る．
❽でささ身の代わりに白身魚のすり身を加えてよく混ぜる．
❾〜⓫も「基本の作り方」と同様の手順で作る．

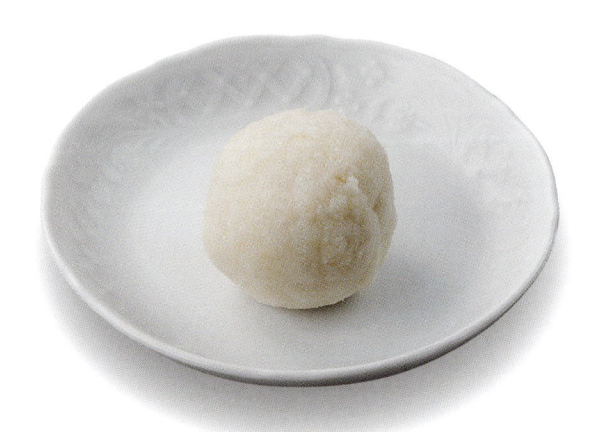

みそボール

■材料（10個分）
- 鶏ささ身 ひき肉 100g
- おから 100g
- しょうが汁 3g
- 粉かんてん 12g
- かたくり粉 5g
- みそ 15g
- オリーブ油 12g
- 水 .... 30〜40g

■作り方
❶〜❹は「基本の作り方」と同様の手順で作る．
❺で塩の代わりにみそを入れて混ぜる．
❻〜⓫も「基本の作り方」と同様の手順で作る．

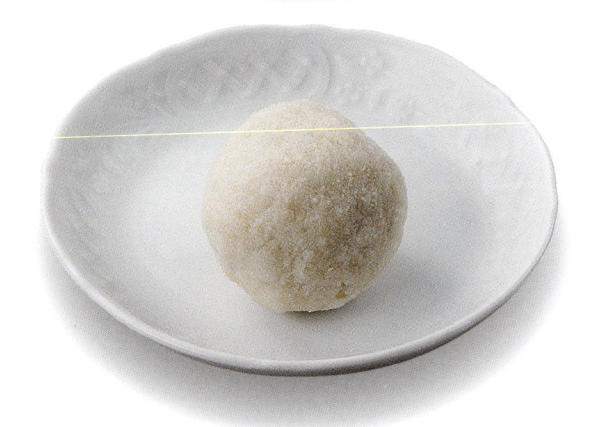

キャロットボール

■材料（10個分）
- 鶏ささ身 ひき肉 100g
- おから 100g
- しょうが汁 3g
- 粉かんてん 12g
- かたくり粉 5g
- 塩 2g
- オリーブ油 12g
- 水 15g
- にんじん（すりおろし）...... 30g

■作り方
❶〜❼まで「基本の作り方」と同様の手順で作り，にんじんのすりおろしを加えて混ぜる．
❽〜⓫も「基本の作り方」と同様の手順で作る．

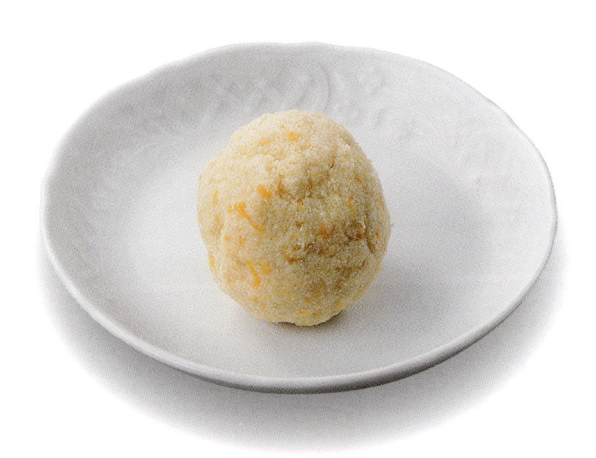

■ファイバーボール1個あたりの栄養成分

	エネルギー	たんぱく質	脂質	炭水化物	食物繊維	食塩相当量
基本のファイバーボール	36kcal	2.9g	1.6g	2.7g	2.1g	0.2g
すり身ボール	36kcal	2.4g	1.6g	3.4g	2.1g	0.1g
みそボール	39kcal	3.1g	1.7g	3.0g	2.1g	0.2g
キャロットボール	37kcal	3.0g	1.7g	3.0g	2.1g	0.2g

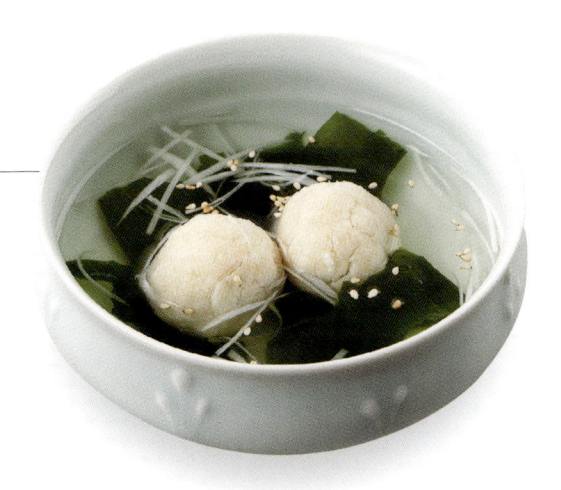

ファイバーボールを使った料理

FI25 トマトスープ

エ 121kcal　た 6.8g　脂 5.3g　炭 12.3g　繊 4.9g　塩 1.4g

■材料（1人分）
- たまねぎ ………………… 20g
- 基本のファイバーボール… 2個
- サラダ油 ‥ 2g（小さじ1/2）
- 小麦粉 ……… 3g（小さじ1）
- トマトピューレー ……… 25g
　　　　　（大さじ1 2/3）
- スープの素 … 1g（小さじ1/3）
- 水 ……… 150g（3/4カップ）
- 塩 ………………………… 0.5g
- パセリ …………………… 少々

■作り方
❶たまねぎは薄く切り，油でよく炒める．小麦粉を入れて混ぜ，トマトピューレーを加えて混ぜる．水，スープの素を入れて混ぜ，煮立ったら弱火にして煮込み，塩で調味し，基本のファイバーボールを加える．
❷器に①を盛り，パセリのみじん切りをふる．

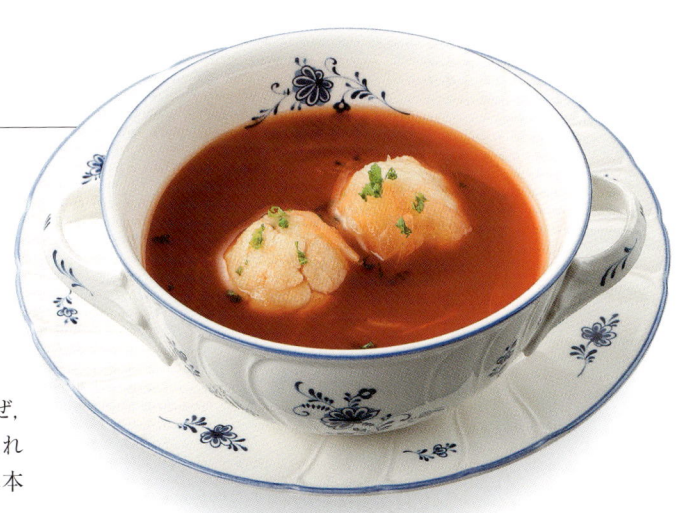

FI17 わかめスープ

エ 80kcal　た 6.3g　脂 3.6g　炭 6.7g　繊 4.7g　塩 1.5g

■材料（1人分）
- わかめ …………………… 15g
- 長ねぎ ……………………… 5g
- 白ごま …………………… 0.5g
- 鶏ガラスープの素 ……… 1g
　　　　　（小さじ1/3）
- 水 ………………………… 150g
　　　　　（3/4カップ）
- 基本のファイバーボール… 2個
- 塩 ………………………… 0.5g

■作り方
❶わかめは水で洗って一口大に切り，長ねぎは細く切る．
❷水，鶏がらスープの素を煮立て，塩で調味し，わかめ，基本のファイバーボールを加えてあたため，器に盛り，長ねぎ，白ごまを加える．

FI22 みそ汁

エ 55kcal　た 3.9g　脂 2.1g　炭 5.7g　繊 2.5g　塩 1.2g

■材料（1人分）
- だし …… 150g（3/4カップ）
- みそ …… 8g（小さじ1 1/3）
- すり身ボール …………… 1個
- あさつき ………………… 2g

■作り方
❶だしをあたため，みそをだしで溶いて入れ，すり身ボール，あさつきを加える．

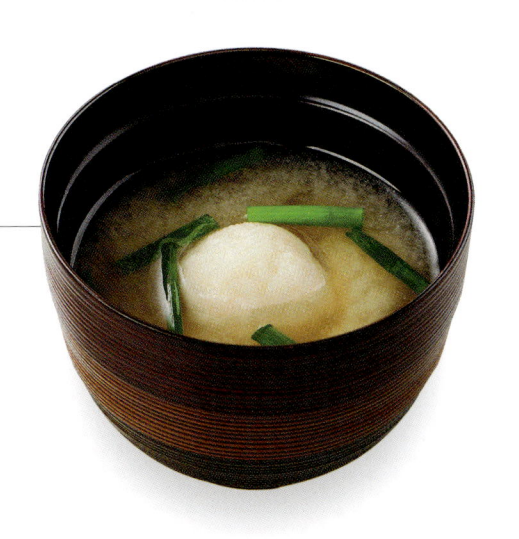

One Cup

ファイバーボールを使った料理

FI 17 中華スープ

エ 77kcal　た 5.2g　脂 3.3g　炭 7.8g　繊 4.5g　塩 1.1g

■材料（1人分）
生しいたけ	……………10g	水	……150g（3/4カップ）
かいわれ菜	……………2g	塩	……………0.5g
すり身ボール	…………2個	しょうが	……………少々
鶏がらスープの素	………1g		
	（小さじ1/3）		

■作り方
❶ 鍋に水，鶏がらスープの素，しょうがの繊切りを入れて煮立て，薄く切った生しいたけを加えて塩で調味する
❷ ①にすり身ボールを入れ，かいわれ菜を加えて器に盛る．

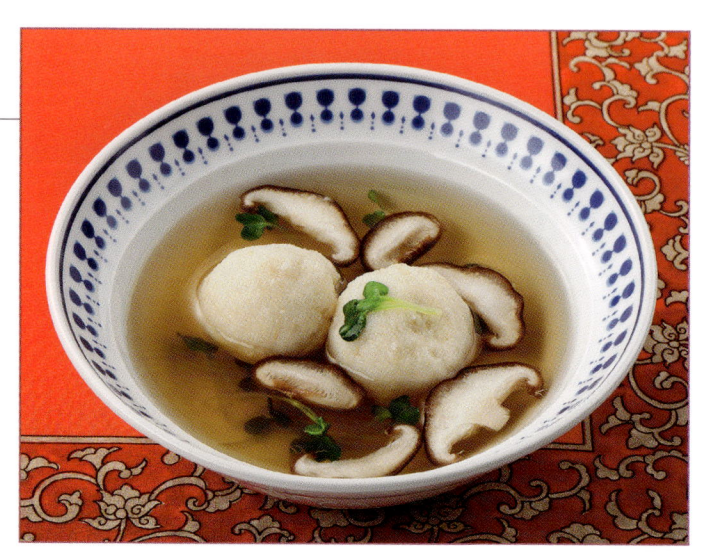

FI 18 野菜スープ

エ 53kcal　た 3.7g　脂 1.8g　炭 6.1g　繊 2.9g　塩 1.1g

■材料（1人分）
キャベツ	……………20g	スープの素	……………1g
たまねぎ	……………10g		（小さじ1/3）
にんじん	……………5g	水	……………150g
さやいんげん	…………5g		（3/4カップ）
みそボール	……………1個	塩	……………0.5g

■作り方
❶ キャベツ，たまねぎ，にんじんは繊切りにする．
❷ 鍋に水，スープの素をあたため，①を入れて軟らかく煮，塩で調味し，みそボール，ゆでて薄く切ったさやいんげんを加えてあたため，器に盛る．

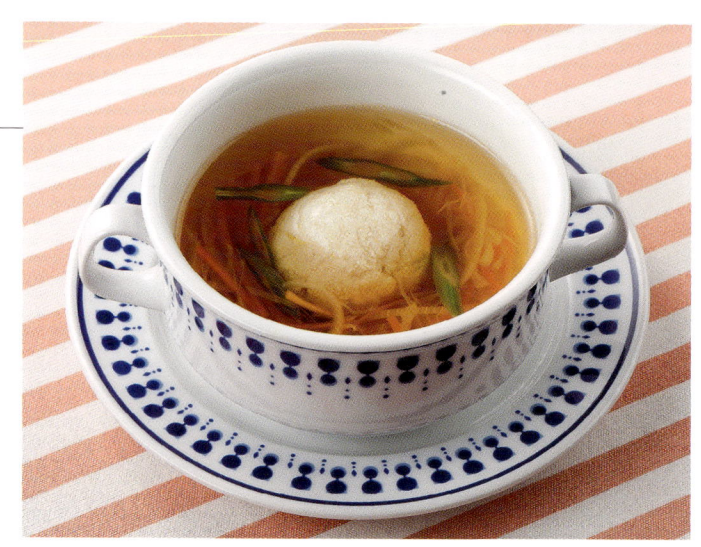

FI 22 カレースープ

エ 123kcal　た 7.3g　脂 5.7g　炭 11.3g　繊 5.5g　塩 1.3g

■材料（1人分）
たまねぎ	……………20g	カレー粉	……1g（小さじ1/2）
みそボール	……………2g	トマトピューレー	………5g
ブロッコリー	…………10g		（小さじ1）
サラダ油	……………2g	スープの素	……………1g
	（小さじ1/2）		（小さじ1/3）
小麦粉	………………2g	水	………150g（3/4カップ）
	（小さじ2/3）	塩	……………0.5g

■作り方
❶ ①たまねぎは粗みじん切りにし，油で炒め，カレー粉，小麦粉を入れて炒め，トマトピューレー，水，スープの素を入れて混ぜる．煮立ったら火を弱めて煮込み，塩で調味し，みそボール，ゆでたブロッコリーを加える．

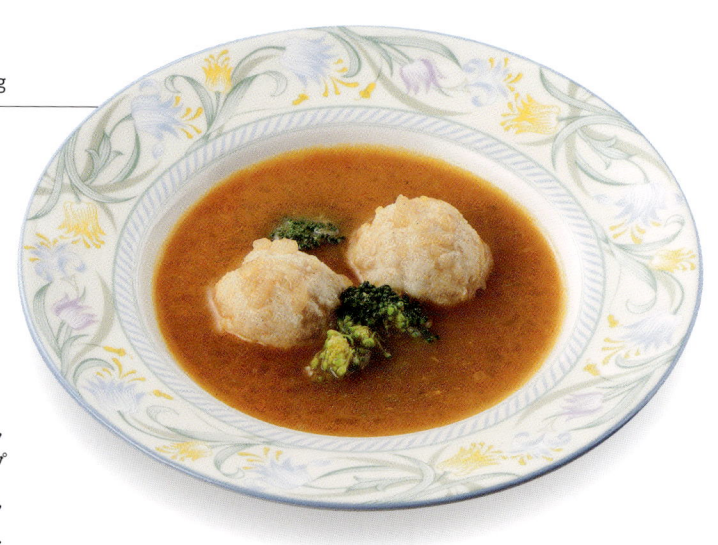

Part 1 ― 食物繊維1カップ法

FI 30 コーンスープ

エ 156kcal　た 7.9g　脂 6.3g　炭 17.7g　繊 5.2g　塩 1.7g

■材料（1人分）

クリームコーン ……… 40g	スープの素 … 1g（小さじ1/3）
たまねぎ …………… 10g	水 ……… 120g（3/5カップ）
キャロットボール …… 2個	牛乳 ……… 30g（大さじ2）
バター …… 2g（小さじ1/2）	塩 …………………… 0.5g
小麦粉 …… 2g（小さじ2/3）	パセリ ………………… 少々

■作り方

❶たまねぎはみじん切りにし，バターで焦がさないようによく炒め，小麦粉を入れて混ぜ，水，スープの素を加えて混ぜ，煮立ったら火を弱めて4〜5分煮，クリームコーン，牛乳を加え，塩で調味する．

❷①にキャロットボールを入れてあたため，器に盛り，パセリのみじん切りをふる．

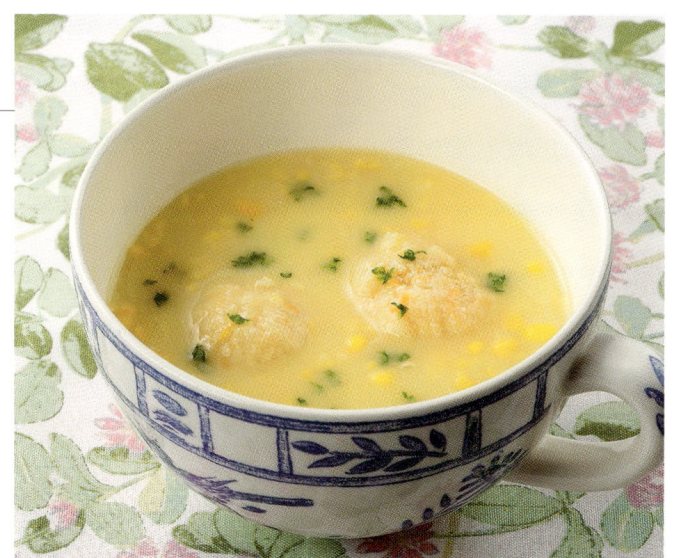

FI 18 すまし汁

エ 42kcal　た 3.6g　脂 1.7g　炭 3.8g　繊 2.3g　塩 1.3g

■材料（1人分）

だし …… 150g（3/4カップ）	キャロットボール …… 1個
塩 ………………… 0.8g	こまつ菜 …………… 10g
しょうゆ …… 1g（小さじ1/6）	

■作り方

❶だしをあたため，塩，しょうゆで調味し，キャロットボール，ゆでて3cmに切ったこまつ菜を加える．

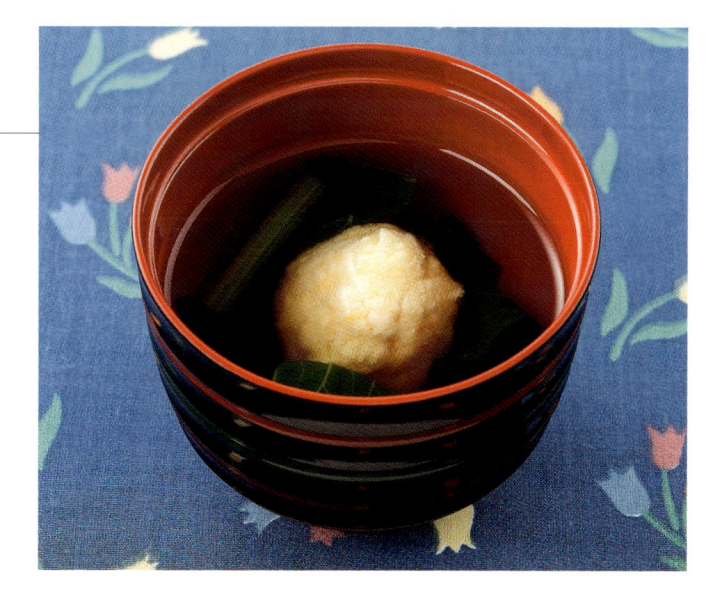

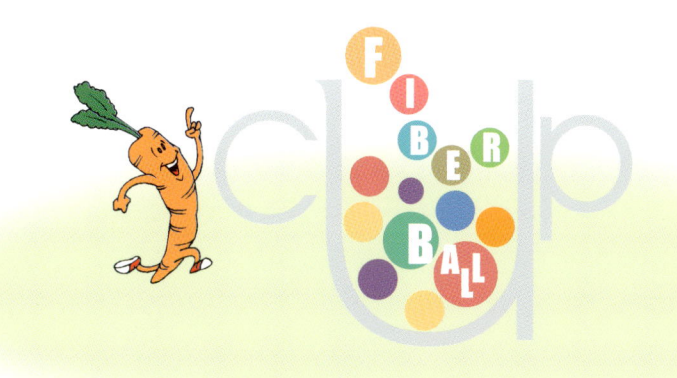

ファイバーボールを使った料理

中食を利用するときに気をつけたいこと

　中食の利用者が年々増えています．これらの利用は忙しいときには便利ですが，中食だけで1食のメニューを揃えることは，経済的な負担も大きく，栄養的にも偏りが生じやすくなります．
　中食を利用するときの留意点として，次のことがあります．
　・味つけが濃い．
　・料理に使用されている食材がどれくらいの量か判断しにくい．
　・エネルギーが高めの傾向にある．
　中食の利用は，1食につき1～2品を限度にしたいものです．時間のないときには，調理が面倒な揚げ物などを購入して，自宅で簡単な煮物や温野菜，おひたし，和え物，酢の物などを作って組み合わせるとエネルギーや塩分の調整がしやすくなり，栄養素バランスのとれた1食になります．

▶弁当店，ファストフード

・お弁当を利用する場合には，ご飯は可能であれば未精白のものを選択し，おかずには主菜（魚や肉など）と野菜，豆，海藻などを組み合わせると食物繊維の多い食事ができます．
・ファストフードを利用する場合は，サイドメニューに野菜があれば組み合わせて摂るようにします．最近は，野菜たっぷりのハンバーガーをはじめ，野菜をふんだんに使ったファストフードも増えてきていますので，利用するとよいでしょう
・食後に野菜ジュース，果物を摂ると栄養素バランスがアップします．

▶コンビニ，デパートの地下

・野菜を多く食べるためにサラダを選ぶというケースがよくありますが，生野菜より温野菜のほうがかさが減り，たくさん野菜を摂取でき，食物繊維も多く摂ることができます．
・サラダなら海藻や豆類が入ったもの，サラダ以外なら根菜・豆類を素材にした和風煮物，炒め物，和え物などがおすすめです．
・パン食の場合には，サンドウィッチのような中に挟む具材の多いものを選ぶようにします．
・コンビニ食のなかでは，おでんがおすすめです．こんにゃく，しらたき，だ

いこん，ロールキャベツ，こんぶなど，食物繊維を多く含みます．ただし，塩分の取り過ぎが心配されるので，汁は残します．

▶その他

- 栄養素バランスを簡単に確かめる方法として，①一見して彩りがよい，②使われている食材の種類が多い，のチェックポイントがあります．

ステップアップ —— ひと手間をかけてみましょう

忙しすぎて料理に手が回らないという患者さんも多いでしょう．しかし，忙しいときほど，栄養素バランスに注意する必要があります．そのためにも，できる範囲で，ひと手間かけることを心がけていただくよう伝えます．市販のお惣菜にひと工夫するだけでも，栄養素バランスが改善します．

■味つけが濃い場合

- 煮物などをだしでサッと煮直せば，減塩効果があるだけでなく，あたたかい状態で供することができます．
- 家にある材料を加えて，全体量を増やすとともに，1食あたりの塩分量を下げることができます．たとえば，肉入り野菜炒めを購入した場合，家にある野菜を加えて炒めるようにすれば減塩にもなり，量を増やすことができます．
- 和え物（おひたし，ごま和え，酢みそ和えなど）は，だしを加えて汁気をきります．

■エネルギーを下げたい場合

- 揚げ物は温めた後，キッチンペーパーで余分な油を吸い取ります．
- コラム（→p.61）にもあるとおり，市販のお総菜には「見えない油」が含まれることが多くあります．中華や洋食より，和食系のおかずを選択するとエネルギーは低くなります．

■野菜が足りない場合，量が少ない場合

- 満足感が得られるように，いろいろな野菜を加えてボリューム感を出します．たとえば，ポテトサラダを盛りつけるときに，ゆでたブロッコリーを添えると，野菜の量も増え，全体のボリュームもアップし，満足度が高くなります．
- インスタントラーメンに肉入り野菜炒めを加えると栄養素バランスがよくなります．
- ハンバーグに大根おろしを添える，レトルトの牛丼にゆでた青菜を添えるなど，冷蔵庫にある野菜を追加するとよいでしょう．
- 鶏の照り焼きを一口サイズにカットし，野菜サラダと和えると，ボリュームのある一品になります．

One Cup

食物繊維を多く含む市販食品

コンビニやスーパーマーケット，ネット通販などで気軽に入手できる食品のなかにも，食物繊維を豊富に含むものがあります．上手に利用しましょう．

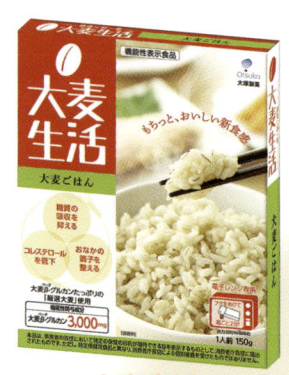

大麦生活（大麦ごはん） a
1食(150g)あたり
繊 4.5g　エ 209kcal

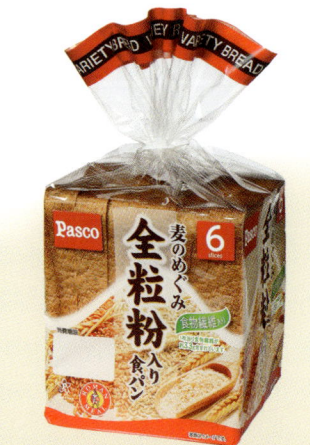

麦のめぐみ全粒粉入り食パン（6枚スライス） b
1枚(約61g)あたり　繊 3.3g　エ 155kcal

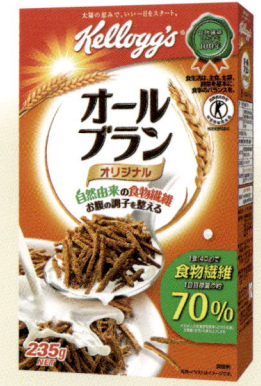

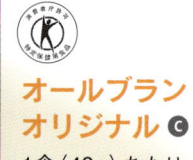

オールブラン オリジナル c
1食(40g)あたり
繊 12.9g　エ 133kcal

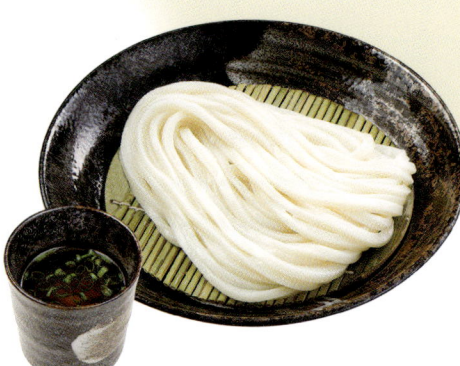

はなまるうどん ざる(小)* d
1食(麺210g，つけだし80mL，ねぎ5g)あたり
繊 3.5g　エ 284kcal

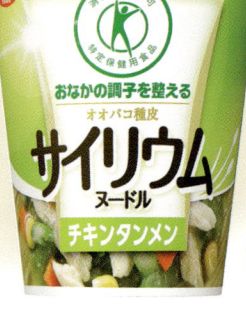

サイリウムヌードル（チキンタンメン） e
1食(50g)あたり
繊 6.8g　エ 164kcal

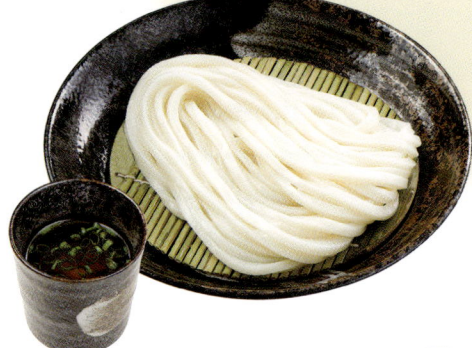

食事の生茶 f
1本(500mL)あたり
繊 5g　エ 0kcal

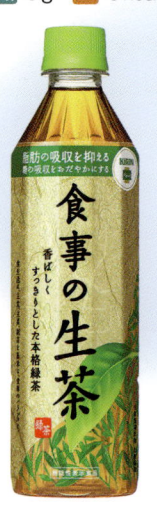

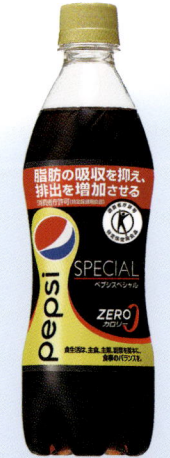

ペプシスペシャル g
1本(490mL)あたり
繊 5g　エ 0kcal

スマートショットブラック h
1本(285g)あたり
繊 6g　エ 25kcal

充実野菜ベジタブル＆ファイバー i
1本(400mL)あたり
繊 12g　エ 140kcal

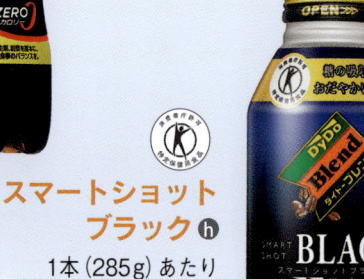

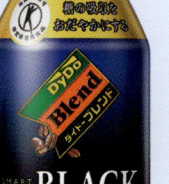

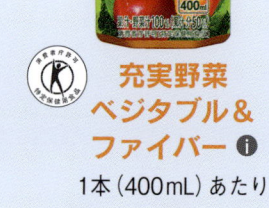

Part 1―食物繊維 1 カップ法

H CHOCOLAT SUPPLEMENT FIBER DRINK (CAFE MOCHA) ⓙ

1袋（28g）あたり

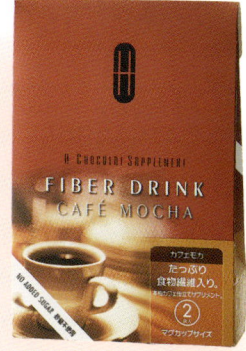

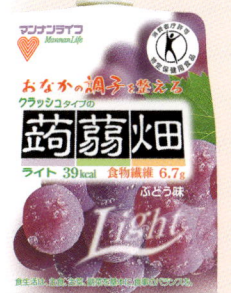

繊 10.2g　エ 114kcal

クラッシュタイプの蒻蒻畑ライト（ぶどう味） ⓚ

1パック（150g）あたり

繊 6.7g　エ 39kcal

カロリーコントロールアイス（バニラ＆チョコクランチ） ⓛ

1個（110mL）あたり

繊 11.8g　エ 80kcal

アサヒ スタイルバランス（レモンサワーテイスト） ⓜ

1本（350mL）あたり

繊 5.7g　エ 0kcal

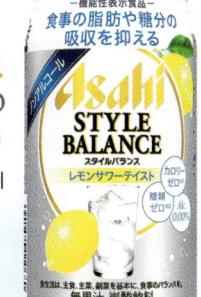

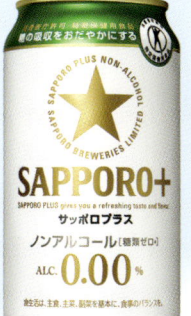

SAPPORO + ⓝ

1本（350mL）あたり

繊 4.6g　エ 4〜18kcal

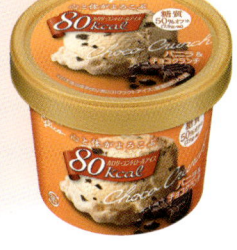

NOTE

『日本人の食事摂取基準（2015年版）』では，食物繊維の目標量を18〜69歳の男性で20g/日以上，女性では18g/日以上としていますが，算定の根拠となった研究報告の多くが食品由来の食物繊維を対象にしたもので，サプリメントのように抽出精製された食物繊維や合成された食物繊維を摂取したときに食品由来の食物繊維と同等の健康利益を期待できるものではないということが指摘されており，あくまで食物繊維は日常的な食事から摂取することが原則とされています．しかし，実際の食物繊維摂取量は低く，食事だけで目標量を満たすには難しい現実があります．

特定保健用食品（トクホ）や機能性表示食品，これら以外の一般食品のなかにも，食物繊維を豊富に含む商品があり，コンビニやスーパーマーケットなど身近な場所で手軽に買えるようになりました．食事からの摂取の不足分を補う意味で，ここで紹介するような市販食品も上手に利用しましょう．

問い合わせ先

ⓐ	大塚製薬お客様相談室	0120-550708
ⓑ	Pasco お客さま相談室	0120-084-835
ⓒ	日本ケロッグお客様相談室	0120-500-209
ⓓ	はなまるうどんお客様相談室	0120-292-870
ⓔ	日清食品グループお客様相談室	0120-923-301
ⓕ	キリンビバレッジお客様相談室	0120-595-955
ⓖ	サントリーお客様センター	0120-139-320
ⓗ	ダイドードリンコお客様相談室	0120-559-552
ⓘ	伊藤園お客様相談室	0800-100-1100
ⓙ	株式会社タイヨーラボ	0120-992-957
ⓚ	マンナンライフお客様相談室	0120-211-529
ⓛ	グリコお客様センター	0120-917-111
ⓜ	アサヒビール株式会社お客様相談室	0120-011-121
ⓝ	サッポロビール株式会社お客様センター	0120-207800

※記載している各データは2015年8月現在の情報です．予告なく商品のパッケージの変更および販売を終了することがあります．
＊一部店舗はサイズが異なります．

外食を利用するときに気をつけたいこと

患者さんのなかには，外食をしている人も少なくありません．外食も適切なメニューを選び適量を食べるようにして，上手に利用すればよいのです．ここでは，食物繊維量だけではなく，生活習慣病予防にも配慮した患者指導のポイントを紹介します．

▶外食の問題点

- 味つけが濃い．
- 脂質が多い．
- 炭水化物が多い．
- 量が多い．
- 野菜が少ない．
- おかずが一品となりがちで，栄養バランスが悪い．
- ゆっくり食べられない．
- 食事の時間が不規則になりがち．

▶外食をする店を選ぶポイント

- メニューに栄養表示のある店．
- 定食屋や野菜料理が充実している店，サラダバーのある店など．
- 素材を生かしたメニューが多い店．

▶メニューの選び方

- 単品料理ではなく，定食を選ぶと，栄養バランスの偏りが小さくなります．
- ダイエットをしている場合は，洋食や中華に比べてエネルギーが低い和食を選ぶようにしましょう．ただし，塩分が高くなりがちなので注意します．
- 高エネルギーになりがちな天ぷらなどの揚げ物は要注意です．
- 麺類を選択するときは具材が多いものを選びましょう．
- バイキング形式の場合，魚介類や肉などを多めに選びがちです．意識して野菜をしっかり摂ることで栄養素バランスがよくなります．
- お店で注文するときに，あらかじめ主食の量を減らす，ドレッシングやマヨネーズなどのソース類は別容器に入れて持ってきてもらう，などの希望を伝えておくと，エネルギーコントロールができます．

▶食事をする際のポイント

・外食は一般に野菜が少ないため，家庭での食事には野菜を取り入れるように心がけます．
・食べた物を記録することで，自分の食事パターンが見えてきます．摂りすぎているもの，少ないものをチェックすることができるようになります．
・塩分を摂りすぎないよう，汁物やソースは残すようにします．

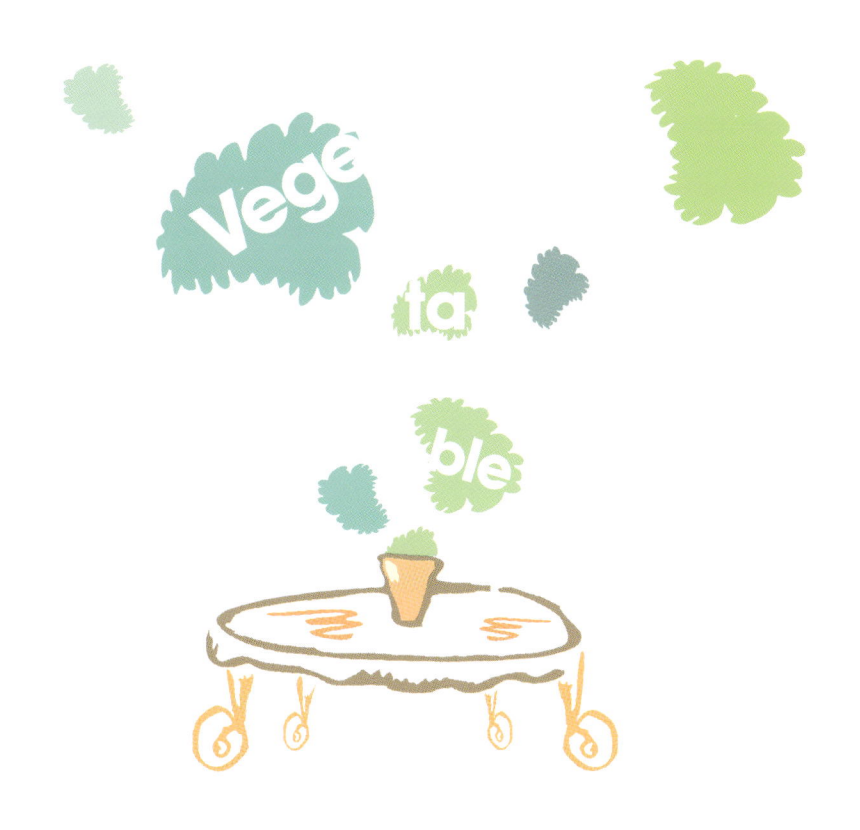

Good Morning

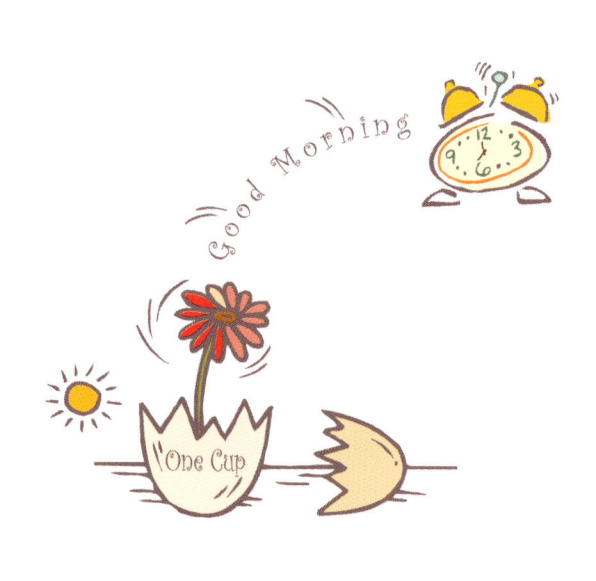

One Cup

Part 2

食物繊維を知ることが なぜ重要なのでしょうか

近年,食物繊維が注目されています.
その大きな理由の1つに,
食物繊維の摂取量が生活習慣病の発症に
関与していることがあります.
今やわが国の一般診療医療費の約3割を占める
生活習慣病,この発症と重症化の予防には
食物繊維を正しく知ることが必要不可欠です.

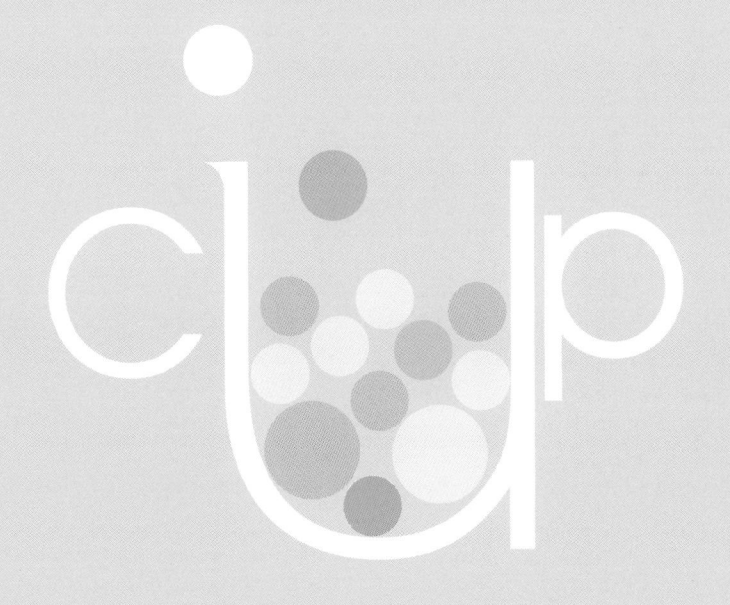

日本人の食生活と食物繊維

食生活の欧米化と食物繊維

1960年代以前,わが国では家庭で和食を摂ることが食の中心でした.そのころは,ごく普通に食事をしていれば,身体が必要とする食物繊維は十分に摂取することができました.しかしその後,欧米型の食事が浸透し,外食や中食での食事が増えていくにつれ,たんぱく質や脂質の摂取量が増加し,結果的に食物繊維の摂取量が不足するようになりました.

現在では,意識して食事をしないかぎり,必要十分量の食物繊維を摂取することが難しくなってきています.1955年(昭和30年)ころには22g/日あった食物繊維摂取量が,日本が豊かになり始めた高度経済成長期の時代から減少し始め,2000年に入るころには,ついに15g/日を下回るという状況になってしまいました.特に米離れとともに雑穀[*1]が食べられなくなったことから,穀類由来の食物繊維の摂取量は1950年代の摂取量と比較して,現在では半分に迫るほどになっています(図2-1).

この食生活の変化に伴う栄養素の摂取量の変化と同調するように,肥満やメタボリックシンドローム,糖尿病などの生活習慣病患者の数も増加してきています(図2-2).

★1:雑穀
米や小麦,大麦など主食となる穀物以外の総称.時代背景や主食の変化に伴い,その捉え方も変化する.代表的なひえ,あわ,きび,そば,アマランサスのほか,ごま,だいず,あずきなども雑穀と捉えられることがある.

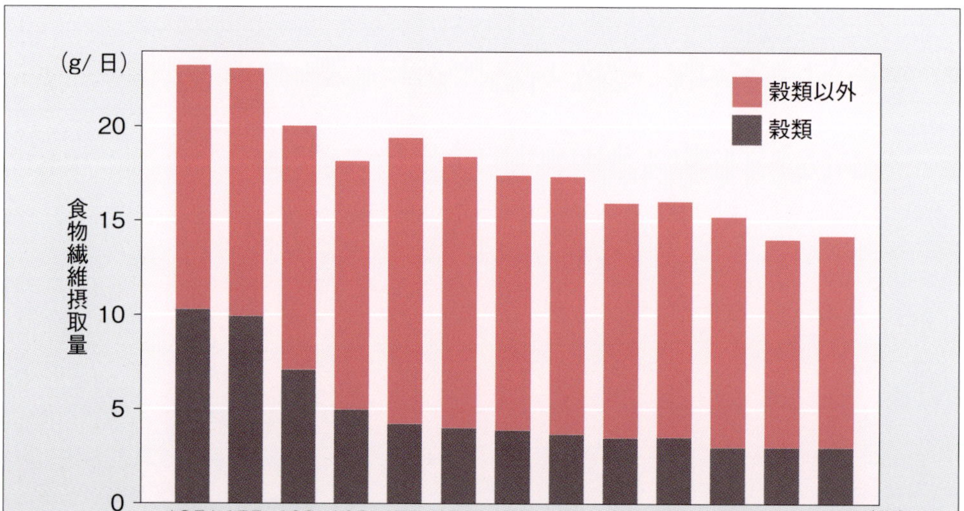

図2-1　日本人の食物繊維摂取量の推移
(池上幸江:日本人の食物繊維摂取量の変遷.日本食物繊維研究会誌,1(1),6,1997;厚生労働省:国民健康・栄養調査より作成)

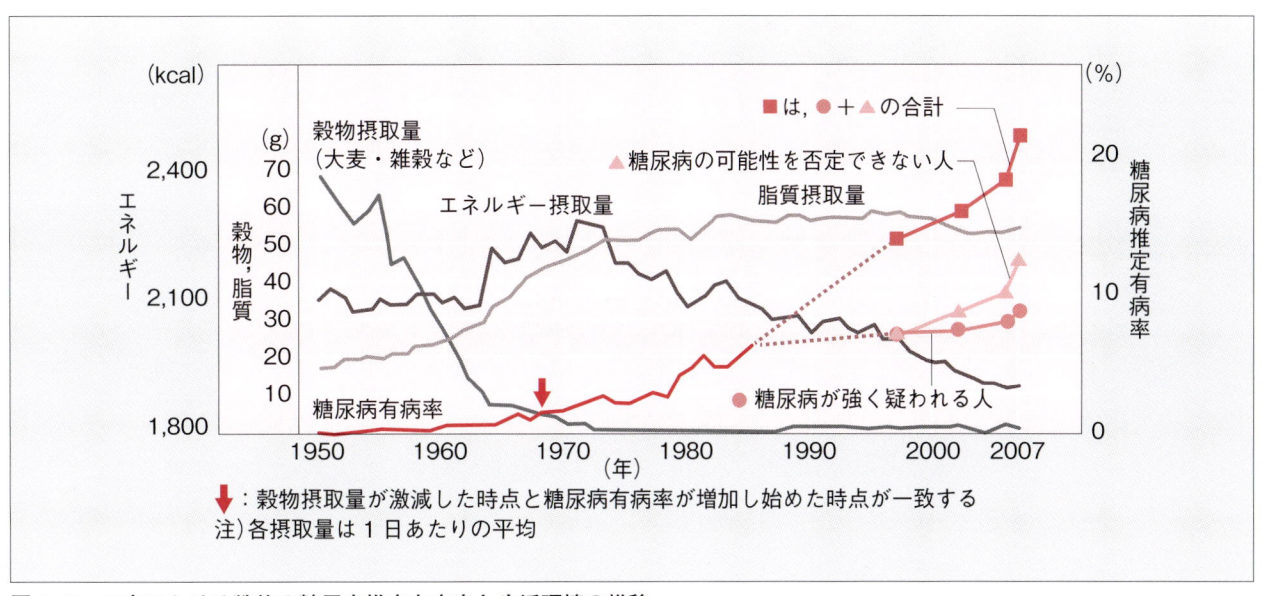

図2-2 日本における戦後の糖尿病推定有病率と生活環境の推移

（マグネシウムを正しく理解する委員会：マグネシウム知って納得，第4版より）

日本人の食の三大革命

日本人の食は，ここ150年に大きな変革を遂げました．

第1の変化は，幕末・明治時代に西洋に触発された「肉食の解禁」です．それでも1950年前後までは，肉類・乳・乳製品とも摂取量がそれほど多くなかったのですが，1960年以降から現在までそれらの摂取量が増加の一途をたどり1965年ごろを境に大きく変化しています．肉食，乳製品，動物性たんぱく質の増加などのいわゆる食の欧米化が進み，アメリカの食文化の波とともに，イギリス，ドイツなどの北ヨーロッパの食が日本に押し寄せてきたのです．

明治・大正・昭和初期の献立をみると，元来日本人は，油を多く摂る民族ではなかったことがわかります．明治14年に出された日本人民常食種類比例（当時の農務省調べ）によると，全摂取食品の約半分が米であり，約3割が麦，約1.5割が雑穀，残りが総菜，こんぶや木の実（種実類）という結果でした．つまり，献立の9割5分が穀類で占められていたのです．これでは，脂肪そのものを摂る食材がほとんどないということです．たんぱく質も実から摂っていたのでした．そして，明治・大正時代には，毎食のように摂ってきた植物性乳酸菌含有の食品を，現在ではあまり摂らなくなってきたのです．

つぎに1970年以降，ヨーグルトが普及し始めました．この辺りが2番目の大きな変化です．

そして3番目の大きな変化は，ファストフード，コンビニ食，中食などがごく一般的になってきた2000年以降ということがいえそうです．これを著者は，明治以降の食の三大革命と考えています．

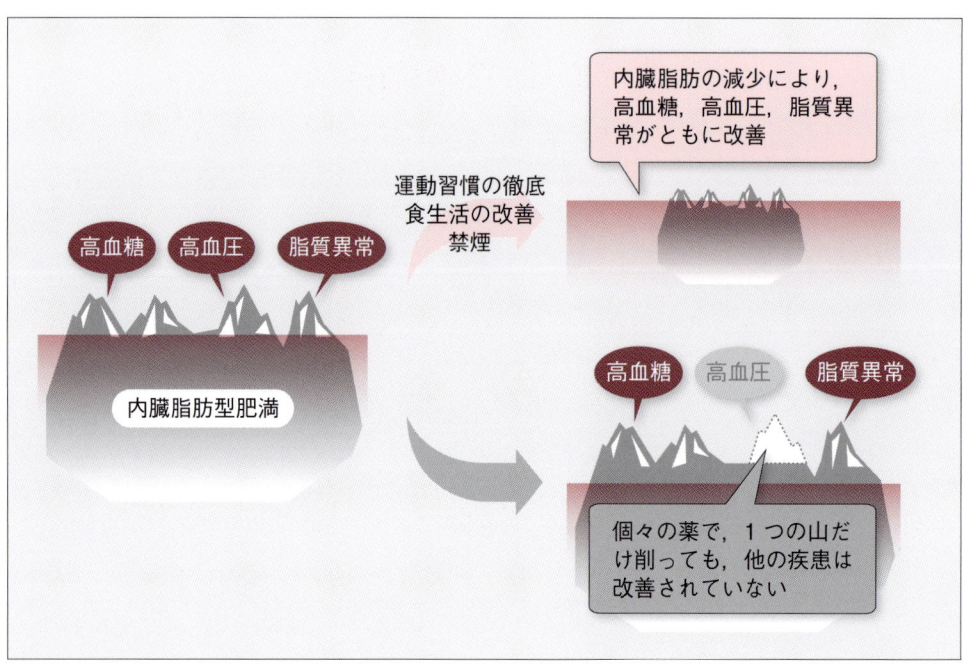

図2-3 氷山のようなメタボリックシンドローム

(厚生労働省ホームページより)

現代の国民病"生活習慣病"

　　生活習慣病は，偏った食生活や運動不足，ストレス，喫煙，飲酒など，ふだんの好ましくない生活習慣の積み重ねが発症・進行にかかわる疾患の総称で，肥満症，脂質異常症，高血圧症，糖尿病などが当てはまります．

　　これらの生活習慣病のうち，内臓脂肪型肥満で，なおかつ高血糖，高血圧，脂質異常のうちいずれか2つ以上をあわせもった状態をメタボリックシンドローム[★2]とよばれており，図2-3のように，よく氷山にたとえて説明されます．すなわち，水面下に内臓脂肪型肥満がベースとしてあり，高血糖，高血圧，脂質異常症といった合併疾患が水面から症状として顔を出すというわけです．

　　メタボリックシンドロームでは，1つひとつの病気はそれほど深刻でなくとも，複数の疾患が重なって発症することで，動脈硬化が進展し，心筋梗塞や脳卒中を引き起こします．症状としてあらわれている疾患にだけ注目しても，なかなか全体として改善されません．すべての疾患を改善させるためには，生活習慣を改め，肥満を解消することが重要です．

　　食物繊維の摂取量と生活習慣病の間に負の相関があることは先に述べたとおりですが，食物繊維は肥満予防にも効果がありますから，生活習慣病を予防するには"食物繊維の十分な摂取"がキーワードになるといえるでしょう．食物繊維の摂取が重要視されているのは，このような背景があるからなのです．

★2：メタボリックシンドローム
1998年にWHOが診断基準を発表したことにより，広く知られるようになった名称であるが，それ以前より，上半身肥満，高血圧，糖尿病，脂質異常症など複数の生活習慣病が重なると心筋梗塞や脳梗塞のリスクが高まることは知られていた．生活習慣や人種の違いなど考慮する必要があるため，わが国では2005年に独自の診断基準が発表された．

食物繊維摂取の目標値

生活習慣病の発症には長期間にわたる習慣的な栄養素摂取量が影響し，食物繊維摂取量と生活習慣病の有病率の間に負の相関関係があるという報告が数多くなされており，近年，食物繊維のはたらきが世界的に注目されるようになってきています．

2010年3月，欧州食品安全機関（EFSA）[★3]は，成人の場合，1日25gの食物繊維を摂ることによって腸が正常な働きをし，より多くの食物繊維を摂取することによって，心臓病や糖尿病を予防し，体重維持などの健康効果があると発表しました．また，アメリカ・カナダの食事摂取基準では，食物繊維摂取量と心筋梗塞発症の関連から，14g/1,000kcalを目安量としています．

このような1日25gや14g/1,000kcalといった数値は理想的ですが，実際の摂取量とあまりにかけ離れてしまうと実現不可能になってしまうため，厚生労働省の『日本人の食事摂取基準2015年版』では，食物繊維に関して，18〜69歳の女性では18g/日以上，男性では20g/日を目標量として設定しています．

★3：欧州食品安全機関（EFSA）
正式名称はEuropean Food Safety Authority. 欧州連合（EU）の専門機関の1つで，食品の安全性について専門的助言を行う独立評価機関である．

健康食としての和食

2013年，和食がユネスコの無形文化遺産に登録されました．

現在，"日本食"は世界各地に広く知られるようになりましたが，伝統的な和食とは言い切れない食事も含まれています．あらためて伝統的なスタイルを提示する意味合いも込めて，和食を世界遺産に登録したといえるでしょう．

ちなみに和食の定義は，①多様で新鮮な食材とその持ち味の尊重，②栄養バランスに優れた健康的な食生活，③自然の美しさや季節の移ろいの表現，④正月などの年中行事との密接な関わり，となっています．もう少し解釈を加えますと，一汁三菜で構成された日本の伝統食が日本人の身体はもちろんのこと，ライフスタイルを支える家庭食であり，それが健康に生活につながってくるともいえます．

なぜ，和食が世界的に注目されるようになったのでしょうか．その原点には，明治時代の陸軍薬剤監であった石塚左玄の玄米菜食主義があります．その後，アメリカで久司道夫らによって，マクロビオティックスとして，啓蒙され広がっていきました．マクロビオティックスとは，玄米や野菜，海藻，自然食などを中心とした食事療法のことです．和食の良さが認められた原点は，健康食としての認知もあったといえるでしょう．

食育推進基本計画の前に存在した日本型食生活論

著者が医学部の学生であった1977年，米国では，膨大する医療費により財政危機も危ぶまれ，医療改革が進められていました．そのなかで，疾患と食生活に関する調査研究結果をまとめた「マクガバン・レポート」（正式名称は『米国の食事目標』）が公表され，病気予防（特に肥満と癌）に対する食事に関する問題点が提示され，食生活の指針が示されました．

このマクガバン・レポートは，世界から大きな注目を浴び，日本においても話題となりました．そして，日本の食政策における新たな展開をひろげるきっかけになっています．たとえば，1983年に初めて日本で策定された食生活指針である「日本型食生活指針」（農水省）もマクガバン・レポートの影響を受けているものの1つでしょう．

1980年秋の農政審議会の総理大臣への答申「80年代の農政の基本方向」の第1章は，「日本型食生活の形成と定着―食生活の将来像―」となっており，「従来わが国は欧米諸国の食生活をモデルとしてきたが，最近では欧米諸国の食生活は，栄養の偏りが問題となっている．一方，わが国の食生活は，欧米諸国に比べエネルギー水準が低く，その中に占めるでんぷん質比率が高いなど，栄養バランスがとれており，また，動物性たんぱく質と植物性たんぱく質の摂取量相半ばで，かつ動物性たんぱく質に占める水産物の割合が高いなど，欧米諸国と異なるいわば"日本型食生活"というべき独自のパターンを形成しつつある．栄養的観点からも，総合的な食料自給力維持の観点からも，日本型食生活を定着させる努力が必要である」ということが述べられています．

この1980年はちょうど著者が医師となった年でありますが，それまで受けていた医学部教育において，食と病気のかかわりは，糖尿病や高脂血症，高尿酸血症などの項目で教えを受けたくらいで，あまり重点はおかれていなかったように記憶しています．現在に比較すると，大腸癌，炎症性腸疾患（潰瘍性大腸炎，クローン病）などは，まだ患者数も少なく，まれな疾患でした．

1980年代は，徐々に動物性たんぱく質の摂取量が増加傾向を認める時代で，世の中においても食生活に関する論議は多く行われつつあり，1985年には厚生省から「健康づくりのための食生活指針」が発表されています．

「日本型食生活」という言葉が生まれた当時，健康との関連については，大局的には日本人の食生活は栄養バランスがとれており，良好と判断され，食料資源として総合的食料自給力維持を目指していました．21世紀に入り，食育推進基本計画のなかで改めて「日本型食生活」が取り上げられたのは，もう一度，食の見直しの必要性に迫られたといってよいからと考えられます．

Part 3
食物繊維の基礎知識

つい最近まで栄養のない食べ物の残渣と考えられ，
あまり重要視されていなかった食物繊維ですが，
現在では，そのさまざまな生理作用から，
炭水化物，脂肪，たんぱく質，ミネラル，ビタミン
に次ぐ第6の栄養素と称されるようになりました．
わが国では『日本人の食事摂取基準』において，
生活習慣病の発症予防と重症化予防の観点から
食物繊維の目標量が設定されているほか，
糖尿病や高血圧症，脂質異常症といった
生活習慣病の治療ガイドラインにおいても，
食物繊維の摂取が推奨されています．
ここでは，食物繊維の基礎知識と生理作用を紹介し，
次のPart 4でその生理作用と生活習慣病とのかかわりを
詳しく解説します．

食物繊維の歴史

食物繊維という言葉は，1953年にHipsleyが作り，1973年にTrowellが定義づけをしました．その後，機能性が栄養化学的に議論されるようになりました．

食物繊維が本格的に研究されるようになったのは，第二次大戦後です．きっかけは，アフリカで活動していた医師たちが，ヨーロッパで増加し続ける便秘や大腸癌などの大腸疾患が，アフリカでは少ないことに気づいたことにありました．これには普段の食生活が大きく関与しているのではないかと考えるようになったのです．

そのころ，多くのヨーロッパ人は主に肉類などの精製食品を食べていて，食物繊維が豊富な自然の食材を食べるアフリカ人とは対照的でした．そこで，イギリスのBurkitt[★1]という医師がイギリス人とアフリカ人の1日の便の量を比較したところ，アフリカ人はイギリス人の5倍以上だとわかったのです．同時に食べ物が口に入ってから便として排出されるまでの時間を比較した結果でも，便の量が多くなるほど排便までの時間が短いことがわかりました．

これらのことから，Burkitt医師は，「消化されやすい食事ばかりをしていると，消化されたあとの残渣が長く大腸にとどまってなかなか排泄されず，結果として大腸疾患などの病気になりやすい」という説を発表しました．この研究をきっかけに，食物繊維は，世界中の研究者たちの注目を集めることになったのです．

現在では，食物繊維の大腸癌予防効果は，否定されつつありますが（最低限の食物繊維を摂取しないと大腸癌のリスクは増加するが，多く摂ればリスクを軽減するというのは否定的であるとされています），この研究が食物繊維に機能性を予測させ，研究者の目を食物繊維に向けたといえるでしょう．その後，栄養学における食物繊維の重要性が広く知られるようになり，さまざまな疾病との関連について研究が進められてきています．

★1：Burkitt
Denis Parsons Burkitt（1911-1993）．英国の外科医．食物繊維の重要性を見出し，前出のHugh Carey Trowell（1904-1989）との共著で"Refined Carbohydrate Foods and Disease：Some Implications of Dietary Fibre"を出版した．また，バーキットリンパ腫の発見者でもある．

食物繊維の定義

ところで，食物繊維とはいったい何をさすのでしょうか．

日本食品標準成分表によると，食物繊維は「ヒトの消化酵素で消化されない食品中の難消化成分の総体」と定義されています．また，日本食物繊維学会における食物繊維の定義では，「ヒトの小腸内で消化・吸収されにくく，消化管を介して健康の維持に役立つ生理作用を発現する食品成分」とされています．甲殻類の殻の成分など動物性食品由来のものも一部ありますが，大部分は植物性食品の成分がこれにあたります．

一方，消費者庁が許可する特定保健用食品[★1]においては，難消化性デキストリンやポリデキストロース，グアーガム[★2]分解物といった人工的に合成・精製したものまでが食物繊維とみなされています．

すなわち，食物繊維は「ヒトの消化酵素で分解されない」という生理学的な特性をもつ物質の集合体ということになりますが，糖質やたんぱく質のように類似の構造をもつわけでもなく，また，脂質のように化学的に共通の性質をもつ物質でもありません．化学的に異なる成分の集合であるため，統一した定義づけが困難となっているのが現状です．

国際食品規格などを作成する国際的な政府間機関であるコーデックス委員会[★3]では，現在，食物繊維の定義を表3-1のように提唱していますが，まだ各国間での統一化までにはいたっておらず，今後の動向が注目されます．

> **★1：特定保健用食品**
> からだの生理学的機能などに影響を与える保健機能成分を含む食品で，特定の保健用途に資する旨を表示するもの．表示にあたっては，個別に生理的機能や特定の保健機能を示す有効性や安全性等に関する科学的根拠に関する審査を受け，消費者庁長官の許可を受けることが必要とされている．
>
> **★2：グアーガム**
> グアー豆の子葉部から得られる水溶性の天然多糖類．
>
> **★3：コーデックス委員会**
> 国際連合食糧農業機関（FAO）と世界保健機関（WHO）が1963年に設立した，食品の国際基準を作る政府間組織．消費者の健康を保護するとともに，食品の公正な貿易を促進することを目的とする．

表3-1　コーデックス定義

食物繊維とは，人の小腸の消化酵素で分解されない炭水化物の重合体であり，
　a) 自然に食品に存在するもの
　b) 食品を原料として物理的，酵素的，科学的な方法で得られたもの
　c) 化学合成して作られたもの
のいずれかである．

※ b) と c) については，健康に有益な生理学的効果があることを，一般に認められている科学的根拠に基づき，関係当局に対し実証していることが求められる．
※ 分子構成単位3以下は含まない．3〜9のものを含めるかどうかは各国の判断に委ねる．

(Codex Alimentarius Commission. Guidelines on Nutrition Labelling. CAC/GL2-1985, 2013)

食物繊維の分類

食物繊維の分類で広く知られているのは，水溶性食物繊維と不溶性食物繊維という分け方です．簡単にいうと，水溶性食物繊維は水に溶ける食物繊維，不溶性食物繊維は水に溶けない食物繊維ということになります．それぞれの生理的特性の対比を表に示します（表3-2）．

■ 水溶性食物繊維

よく知られるものに，こんにゃくに含まれるグルコマンナン，海藻類に豊富なアルギン酸，大麦に含まれるβ-グルカンなどがあります．また，人工的に作られるポリデキストロースや難消化性デキストリン（→Note）も水溶性食物繊維です．

水に溶けてゲル化するのが特徴で，食品中の水分を抱き込んで胃腸内をゆっくりと移動し，小腸での栄養素の消化吸収を遅らせます．したがって，糖質の吸収もゆるやかになり，食後血糖値の急上昇を防ぎます．また，コレステロールを吸着して便とともに排出させます．さらに，腸内細菌のエサになり，発酵・分解されて短鎖脂肪酸を産生し，腸内環境を弱酸性に傾けます．これにより，悪玉菌は生息しにくくなり，善玉菌が増え，腸内環境が改善されます．

Note 難消化性の炭水化物

- **レジスタントスターチ**：かつて，でんぷんは小腸で完全に消化・吸収されると信じられてきましたが，現在では一部のでんぷんは消化・吸収されずに通り過ぎることが知られるようになりました．それが，レジスタントスターチです．でんぷんでありながら，食物繊維のような働きをすることが知られています．
- **難消化性デキストリン**：とうもろこし，じゃがいもなどを原料に人工的に合成された水溶性食物繊維の一種です．便のかさを増やし，プレバイオティクス作用をもつといわれています．
- **ポリデキストロース**：グルコース，ソルビトール，クエン酸を89：10：1の割合で混合し，高温真空下で反応させ，製造された水溶性食物繊維です．整腸作用をはじめ，食後血糖値上昇抑制作用などを示します．安価で，無味無臭，水への溶解性の高さから，食品に添加しやすいという特徴があり，特定保健用食品をはじめ，さまざまな健康食品に利用されています．

表 3-2 水溶性食物繊維と不溶性食物繊維の一般的な生理効果

生理効果	水溶性食物繊維	不溶性食物繊維
発酵性	広範囲で高い	限定的で低い
腸内 pH の変化	低下する	変化なし
胃内滞留時間	長くなる	長くなる傾向がある
腸粘質物量	多くなる	不明
胆汁酸の結合	結合する	結合しない
便重量	寄与しない	増加させる
血清コレステロール	低下させる	不明
食後血糖値の上昇	抑制する	不明

(Robertfroid, M.：Crit Rev Food Sci Nutr, 33, 103-148, 1990)

■ 不溶性食物繊維

穀類やいも類，豆類，根菜類に比較的多く含まれます．植物の細胞壁の構成成分であるセルロースやリグニン，甲殻類の表皮成分であるキチンやキトサンなどが知られています．

保水性が高く，胃や腸管内で水分を吸収して大きく膨らみます．便の量を増やし，腸を刺激して蠕動運動をさかんにさせ，消化管を通過する時間を短縮させて，お通じをよくします．また，不溶性食物繊維を多く含む食品は食べごたえのあるものが多く，よくかんで食べることになるので，満腹中枢が刺激され，食べ過ぎを防ぐことができます．

Note レジスタントプロテイン

たんぱく質のなかにも，食物繊維と同様の働きを示すものがあります．それが，レジスタントプロテインです．

通常，たんぱく質は摂取された後，体内で消化酵素によって分解され，アミノ酸となって吸収されますが，このレジスタントプロテインは消化酵素の分解を受けにくく，吸収されにくい，そして，食物繊維様の生理作用を示すという特徴があります．

レジスタントプロテインを含む食品として，そばや酒粕，大豆食品があります．レジスタントプロテインは，コレステロール低下作用などを示すことが知られています．

食物繊維の基本的な性質

保水性

　水を吸って膨らむ性質です．おもに不溶性食物繊維の性質で，これにより満腹感が得られやすくなります．また，便のかさを増やすとともに，便を軟らかくする効果があります．

粘性

　水溶性食物繊維は水に溶けると粘度が高くなり，ねっとりとしたゲル状になります．ペクチンやグルコマンナンがこの性質をもっています．ゲル状になると食事内容物の胃の滞留時間が延び，胃腸をゆっくりと移動し，小腸内での糖質の消化・吸収をゆるやかにして，食後血糖値の急激な上昇を抑制します．

吸着性

　食物繊維には，カルシウムやリンなどの無機質や，胆汁酸などの有機化合物を吸着する性質があります．コレステロールや胆汁酸を吸着して便の中に排泄することで，血中コレステロール値は低下します．また，食物の中の有害物質も吸着して，体外に排泄します．

発酵性

　食物繊維が大腸に存在する腸内細菌によって嫌気発酵し分解されることにより，短鎖脂肪酸（酪酸，酢酸，プロピオン酸など）が産生されます．短鎖脂肪酸はエネルギー源として利用されるほか，各臓器に運ばれてさまざまな作用を発揮します．

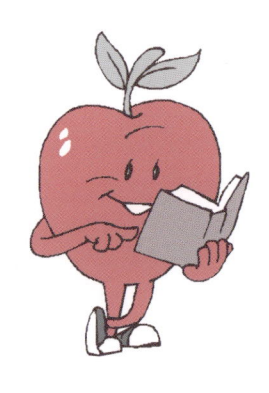

食物繊維の生理作用

食物繊維はヒトの消化酵素では消化されない成分であるため，胃や小腸で消化・吸収されることなく大腸に到達します．このため，ビタミンやたんぱく質などのように胃や腸で消化・吸収されて力を発揮する栄養成分とは性質が異なる生理作用をもっています．最近指摘されている食物繊維の生理作用としては，次の7項目があります．

①便性改善・排便力増加
②腸内環境改善作用
③過食抑制効果
④血糖値上昇抑制効果
⑤血中コレステロールの正常化
⑥吸着作用
⑦免疫調節作用

口腔から摂取され排泄に至るまで，食物繊維がどのような消化管を通って体内を移動していくのか，またその生理作用が身体に対してどのような影響を与えるのかを図3-1に示しました．

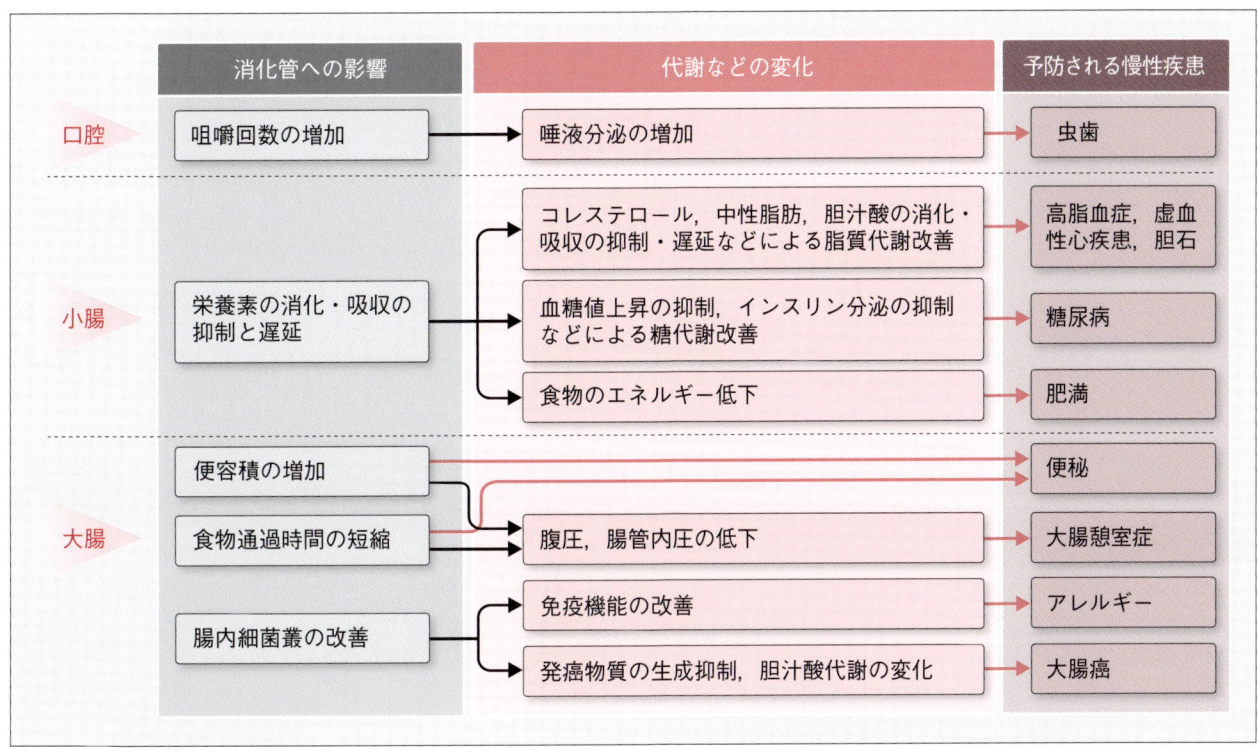

	消化管への影響	代謝などの変化	予防される慢性疾患
口腔	咀嚼回数の増加	唾液分泌の増加	虫歯
小腸	栄養素の消化・吸収の抑制と遅延	コレステロール，中性脂肪，胆汁酸の消化・吸収の抑制・遅延などによる脂質代謝改善	高脂血症，虚血性心疾患，胆石
		血糖値上昇の抑制，インスリン分泌の抑制などによる糖代謝改善	糖尿病
		食物のエネルギー低下	肥満
大腸	便容積の増加		便秘
	食物通過時間の短縮	腹圧，腸管内圧の低下	大腸憩室症
	腸内細菌叢の改善	免疫機能の改善	アレルギー
		発癌物質の生成抑制，胆汁酸代謝の変化	大腸癌

図3-1 食物繊維の生理作用

(池上幸江：大麦の食物繊維とその機能．農業および園芸，82：1170-1175，2007)

便性改善・排便力増加

古くは1970年のBurkittの論文が有名ですが，食物繊維には便性を改善するとともに排便力を高める作用があることが知られています．

緩下作用を示す機序には次の3つがあるといわれています．

①不溶性食物繊維のもつ保水性により，腸管内で便が水分を吸収し膨らんで，軟らかく大きくなります．便の容積が増大したことから腸が刺激されて蠕動運動が助長され，緩下作用を示す．

②腸内細菌によって発酵・分解されて生じる短鎖脂肪酸や炭酸ガスなどが腸粘膜を刺激して，緩下作用を示す．

③食物繊維を摂取することで，腸内の浸透圧が高くなり，緩下作用を示す．

以上に加えて，短鎖脂肪酸により腸内が弱酸性に傾くことで，ウェルシュ菌など悪玉菌が減って，乳酸菌やビフィズス菌といった善玉菌が優勢となり，腸内フローラ（➡Note）が改善されることも，排便力増加にプラスに働きます．

腸内フローラ（腸内細菌叢）

腸内フローラとは，腸内細菌が形成する生態系のことです．ラテン語で花畑を意味するフローラという言葉どおり，腸管内には数百から1,000種類もの腸内細菌が，数にして100兆個以上もひしめきあって棲息していると考えられており，近年，この腸内フローラが免疫系の活性化をはじめ，癌や糖尿病といった疾患と深く関係しているという研究報告が数多く発表され，注目を集めています．

腸内フローラを構成する腸内細菌には，ヒトに有用な働きをする善玉菌，有害な働きをする悪玉菌，どちらにも属さずに状況に応じて優勢なほうに加担する日和見菌がありますが，善玉菌だけが多ければいいというわけではなく全体のバランスが重要です．このバランスをコントロールするのに大きな役割を果たすのが腸内細菌の餌で，悪玉菌がタンパク質や飽和脂肪酸を好むのに対し，善玉菌は水溶性食物繊維を好むことが知られています．

善玉菌が水溶性食物繊維を発酵分解し，代謝して短鎖脂肪酸を産生すると，腸内が酸性に傾き，悪玉菌が増殖しにくい環境が作られるとともに，短鎖脂肪酸そのものが有用な生理作用を示すことから，宿主である私たちはバランスよい食事をとり，必要十分な食物繊維を摂取して腸内環境を整えることで，健康を維持することができると考えられます．

腸内環境改善作用（プレバイオティクス効果）

　食物繊維の一部は腸内細菌の乳酸菌やビフィズス菌の栄養源となり，これらの菌を増殖させるとともに，嫌気発酵して，酢酸，プロピオン酸，酪酸などの短鎖脂肪酸や炭酸ガスなどに分解されます（図3-2）．有機酸である短鎖脂肪酸は弱酸性で，いわゆる善玉菌の生育環境としてはプラスにはたらきますが，悪玉菌は生育しにくいとされています．つまり，食物繊維を摂取することで，腸内の善玉菌が増加し，悪玉菌が減少して，結果的に腸内環境がよくなるのです．

　特に発酵食品や腸管に由来する各種微生物の中で，消化管に定住する常在細菌群に働きかけてヒトや動物の健康に役立つものは「プロバイオティクス」とよばれており，その代表的なものは乳酸菌やビフィズス菌です．さらに腸内の有用菌を増加させる働きをもつものは「プレバイオティクス」とよばれています．

　プレバイオティクスに求められる条件としては，①消化管上部で加水分解・吸収されない，②大腸に共生する有益な細菌の選択的な栄養源となり，それらの増殖を促進し，代謝を活性化する，③腸内フローラを健康的な構成に改善し，維持する，④人の健康の維持増進に役立つ，があり，その代表的なものが食物繊維やオリゴ糖なのです．食物繊維を多く摂ると腸内細菌によるビタミンB群の合成がさかんになります．特に水溶性食物繊維はプレバイオティクスとしての条件を備えていると考えられています．

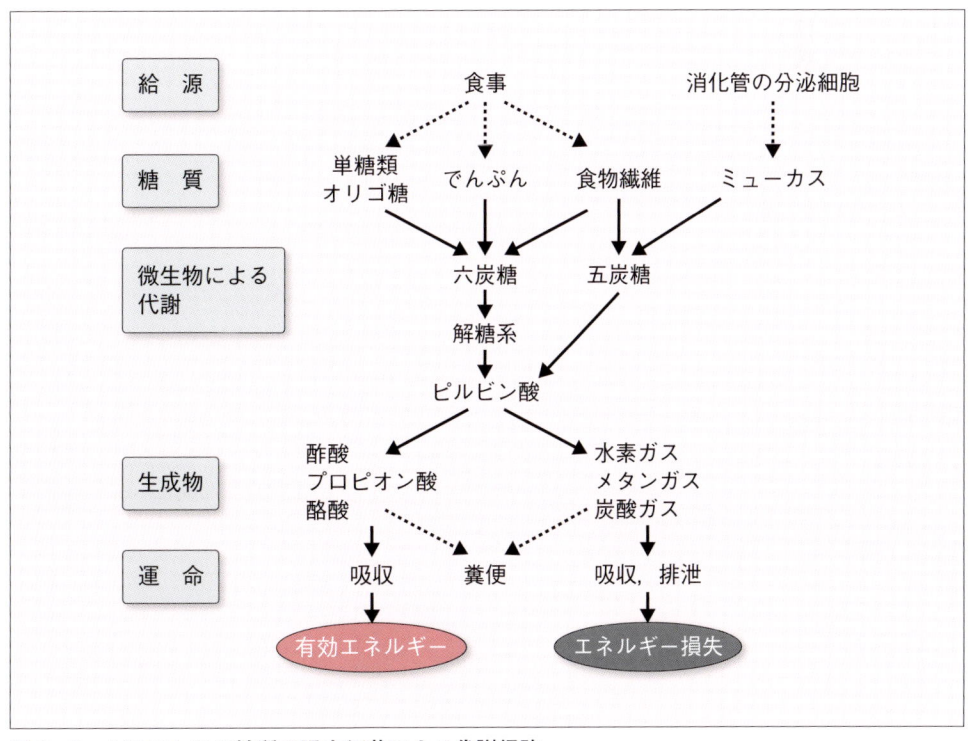

図3-2　大腸における糖質の腸内細菌による代謝経路

（奥　恒行：食物繊維の有効エネルギー評価．臨床栄養，100：293，2002）

過食抑制効果

食物繊維には，食べ過ぎを防ぐ効果があります．

まず，食物繊維を多く含む食品を摂取すると，咀嚼回数が増えることによって，早食いを抑えることができます．また，時間をかけて食べるようになることで，唾液の分泌量が増加し，胃内へ流入する食塊の容量が増大します．さらに，食物繊維のもつ粘性により，食べ物は胃腸内をゆっくり移動し，胃での滞留時間が長くなることから，満腹感が得られやすくなります．このように満腹感が得られることで，摂食行動が早く抑制されて過剰摂取を防ぎ，肥満の防止に役立つと考えられています．

また，食物繊維を多く含む食品はボリュームがある割にエネルギーが低いため，減量に効果的です．なお，発酵・分解されてできる短鎖脂肪酸のひとつ酢酸が視床下部に直接作用し，食欲を低下させることが報告されています．

血糖値上昇抑制効果

水溶性食物繊維を摂取すると胃内容物の粘度が増し，胃から小腸への移動速度が遅くなり，小腸腔内でのグルコース拡散速度が低下するため，食後の血糖値上昇は緩やかになります．長期間摂取し続けることで，耐糖能の改善や空腹時血糖低下の効果も指摘されています．

また，食物繊維は消化管ホルモン（インクレチンなど）の分泌を促進させます．インクレチンは，血糖値が上昇しているときに血糖値をコントロールし，正常な時にははたらかない，といった血糖依存的な血糖調節作用を示すので，血糖値を下げすぎることがなく，効率よくコントロールさせることができます．

食物繊維から産生される短鎖脂肪酸の重要性

食物繊維の中には，大腸に常在するといわゆる善玉菌によって分解される成分があります．分解後は有機酸や短鎖脂肪酸に変わります．

短鎖脂肪酸とは，酢酸，プロピオン酸，酪酸などの総称で，なかでも酪酸は消化管上皮細胞を増殖させる作用，および大腸粘膜の血流量を増加させる作用が強いといわれています．ある意味で，酪酸が大腸の第一のエネルギー源となっているのです．つまり大腸においては，一番のエネルギー源は酪酸，二番目がアミノ酸であるグルタミン（小腸では一番のエネルギー源）となっています．さらに，短鎖脂肪酸には，他の「結腸の運動を刺激する」，「大腸からの水分やナトリウムの吸収を促進し重炭酸イオンの分泌を促進する」など，消化管に対するさまざまな生理作用を有することが判明しています．また，腸内を弱酸性にすることにより，悪玉菌の増殖を抑制し，腸内環境を良い状態に保ちます．

血中コレステロールの正常化

食物繊維が胆汁酸再吸収を抑制して、糞便に排泄する結果、コレステロール代謝を抑制します。

食物繊維が胆汁酸に吸着し、脂質のミセル形成が低下することに伴い、脂質の消化・吸収も低下します。また、食物繊維が吸着した胆汁酸が排泄されることで、消化管から再吸収される胆汁酸が減少し、肝臓における胆汁酸合成が促進され、原料となるコレステロールが消費（コレステロールの異化促進）されます。さらに、腸内細菌によって作られる短鎖脂肪酸の一種であるプロピオン酸が、血流に乗って肝臓に運ばれ代謝されて、肝臓でのコレステロール合成を抑制することが示唆されています。

なお、食物繊維摂取による血清脂質改善効果は、一時的な摂取によって得られるものではなく習慣的摂取による効果であって、肥満や糖尿病の合併例では体重減少や糖代謝といった全身状態の改善に関連していると考えられています。

有害物質排泄作用

食物繊維は、腸内である種の老廃物や変異原性、発癌性をもつ有害物質、有害金属などを吸着させて、便とともに排泄する作用をもちます。

ファイトケミカル

食物繊維が第6番目の栄養素といわれているのに続いて、第7番目の栄養素としてよばれるようになってきた物質にファイトケミカルがあります。ファイト（phyto-）はギリシア語で「植物」を意味する接頭辞、そして、ケミカル（chemical）は英語で「化学物質」と、その言葉が表すとおり、野菜や果物、豆類、穀類など、植物性食品に由来する物質です。主なものとして、ポリフェノールやカロテノイド、サポニン、イソチオシアネートなどが知られています。

このファイトケミカルは必須栄養素ではないので、摂取しなくとも特に問題が起きるわけではないのですが、健康の維持と増進に役立つ作用をもっていることが知られています。具体的には、抗酸化作用、免疫力増強作用、癌予防効果があげられ、そのなかでも抗酸化作用は、多くのファイトケミカルに共通する重要なものです。生理機能の低下、老化、癌・認知症・生活習慣病などの疾病の発症・進行の原因として考えられている活性酸素とも関係があるといわれています。

免疫調節作用

　腸は免疫に関して重要な役割を担っています．食物繊維が発酵・分解されて得られる短鎖脂肪酸のはたらきにより腸内の善玉菌が増えると，免疫を調整するヘルパーT細胞のバランスが整えられます．これにより，アレルギーやアトピー性皮膚炎の症状が改善することが知られています．また，水溶性食物繊維であるグルコマンナンやペクチンが血清中のIgA濃度を高めIgEを低下させるという報告があり，食物繊維がアレルギー反応を抑制する整理作用をもつ可能性が示唆されています．

　また最近では，食物繊維の多い食事を摂ることで，腸内細菌による食物繊維の代謝が進む結果，多くの短鎖脂肪酸が作られて，なかでも酪酸は炎症抑制作用のある制御性T細胞への分化誘導の鍵を握っていることが報告されています．

その他

　食物繊維が消化・分解されてできる短鎖脂肪酸によって大腸内が酸性になり，ミネラル類はイオン化されたり，短鎖脂肪酸と塩を作ったりして，吸収されやすくなることが考えられます．

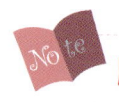

腸管免疫系

　腸は，口から始まる管腔の延長上に位置します．腸管は，私たちの身体の内部にありながら，外の世界と接する場所です．腸壁はびっしりと微絨毛に覆われており，そのひだの表面積までを計算すると，平均的な体格の成人男性でテニスコート一面の広さになるといわれています．また，腸管には全身のリンパ球の約60％以上が集中していることが知られており，人体最大の免疫器官といっても過言ではありません．

　つまり，腸は身体の中でいちばん外界と接している場所といえ，食事を通して生きるために必要な栄養を吸収する一方で，外界からの病原体侵入を阻む場でもあるわけです．

　この腸管免疫系において特徴的なのは，病原細菌やウイルスのみを排除し，食品や腸内細菌などの安全なものに対しては寛容である，という点です．胎児の段階では無菌状態だった腸内に，生後，口腔から栄養とともにさまざまな細菌が入り込み，次第に腸粘膜定着していく過程で，過剰な免疫応答を抑えるための強力な免疫制御システムが働くと長い間考えられ，その解明が待たれてきました．2014年，長谷らによって，宿主の腸管免疫系と腸内細菌が共生関係を築くうえでの重要なメカニズムのひとつが明らかにされました．腸管免疫系の謎が解き明かされつつあります．

「見えない油」に要注意

　油（脂質）は，たんぱく質，炭水化物と並んで，人間に必要な三大栄養素の1つで，エネルギー源となり体の組織を正常に機能させるという大切な役割を担っています．理想的な油の摂取量はエネルギー全体の20～25％といわれていますが，注意しなければならないのは，摂取する油の内容です．

　油の主成分は脂肪酸で，大きく分類すると飽和脂肪酸と不飽和脂肪酸に分類されます．このうち不飽和脂肪酸は，体内で作ることができない必須脂肪酸を多く含有しているので，食事として外部から摂る必要があります．不飽和脂肪酸は，人間の体を作る細胞の細胞膜を構成する成分でもあり，この細胞膜は細胞に必要な栄養素を取り込み，不要なものをシャットアウトする重要な働きがあるため，細胞膜が健康でないと細胞に十分な栄養が行き渡らず，不要物の排出もうまくいきません．細胞膜の異常が起こると，発癌物質が体内に貯留しやすくなる可能性さえでてくるのです．

　飽和脂肪酸は，動物性脂肪（肉類，乳製品，バター，ヨーグルトなど）に多く含有され，不飽和脂肪酸は植物性脂肪（植物油）に多く含有されています．食事が欧米化し，さらには外食やコンビニ食，ファストフードなどを摂取する機会が多くなって，油の摂取が動物性脂肪に偏る傾向になっています．

　油というと，食用油やバター，ラードなど見える油ばかりでなく，「見えない油」があります．見えない油とは，肉類や穀類，豆類，乳製品など食品に含有されている油のことです．油の摂り過ぎを心配する人は，この見えない油の摂り方に注意が必要です．日本人は，見える油1に対し，見えない油を2.5倍も多く摂取しているといわれています．たとえば，乳製品からは1日4.6g，卵からは4.4gの油を摂っています．またパスタやグラタン，オムライスなどの料理も，バターやチーズ，肉をたくさん使うと脂質は多めになります．

　意外に知られていないのが加工品に含まれる油です．たとえば，餃子には具だけでなく皮にも油が塗られていることが多いのですが，餃子に限らず，加工品には製造までのプロセスで，味だけでなく，形を整えたり見た目を美しくしたりするために，同じ料理を手作りするのに比べて，多くの油を使います．大量生産されているサンドイッチもパンの内側だけでなく，中の具を接着させるために油（マーガリンなど）を使っていることがあります．日常的に使っているカレーやシチューのルーにも油が多く使われています．クッキーやケーキ，チョコレートなどの菓子類にもかなりの油が使われています．インスタントラーメンでは，100gに20gもの油が含まれているものもあります．目に見えない油には注意がいるのです．

　ここで市販の油についてです．主に飽和脂肪酸を多く含有するものとして，バター，ラード，ヘッド，パーム油などがあげられ，動脈硬化を促進させるLDLコレステロール値（悪玉コレステロール値）を上昇させます．一価不飽和脂肪酸（オレイン酸など）は，オリーブオイルに多量に含有されており，ほかの油をオリーブオイルに置き換えた場合，動脈硬化を抑えるように働くHDLコレステロール（善玉コレステロール値）を減少させることなく，LDLコレステロール値を下げる働きがあります．

　n-6系多価不飽和脂肪酸（リノール

酸など）は，サラダオイル，コーン油，大豆油，綿実油，紅花油，ひまわり油などの種子油で，これらはリノール酸が大半を占めています．リノール酸はLDLコレステロール値を下げる働きがありますが，摂り過ぎるとHDLコレステロール値も下げてしまいます．

n-3系多価不飽和脂肪酸（α-リノレン酸，EPA，DHA）は，えごま油，しそ油，魚油の脂肪酸として知られています．青背魚にはEPA，DHAが多く含有されています．これらは，血中のLDLコレステロール値，中性脂肪値を下げる他に，糖尿病の合併症である心筋梗塞や脳梗塞などを予防するように働くといわれています．

さらには，大腸癌，乳癌の原因を抑制するわけではありませんが，大腸癌，乳癌が発生し増殖するときに，その増殖を抑制するように働くのです．

動物性食品から摂取される脂質	27.7g	
①動物性油脂	0.1g	見える油 0.9g
②バター	0.8g	
③魚介類	5.0g	
④乳類	4.7g	
⑤卵類	3.4g	見えない油 26.8g
⑥肉類	13.6g	
⑦その他	0.1g	
植物性食品から摂取される脂質	27.4g	
①植物性油脂	7.9g	
②マヨネーズ	1.8g	見える油 10.6g
③マーガリン	0.9g	
④穀類	4.6g	
⑤豆類	4.3g	見えない油 16.8g
⑥菓子類	3.1g	
⑦その他	4.8g	

（厚生労働省：平成25年度国民健康・栄養調査報告書，2015）

Part 4
食物繊維と生活習慣病予防

現代社会は，飽食と運動不足を背景とした
過剰栄養の時代といわれています．
その結果，肥満症，糖尿病，脂質異常症といった
生活習慣病の患者さんが増加しています．
これら生活習慣病の発症には，
日本人の食生活の変化が影響しており，
食物繊維の摂取量減少の関与も指摘されています．
そこで，ここではこれらの疾患に対し
食物繊維がどのような効果をもつのか，
また，各疾患に対する食事療法のポイントについて
述べていきます．

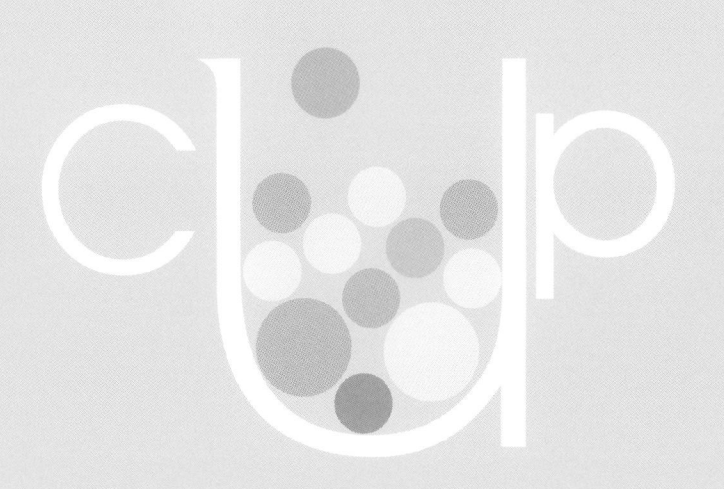

肥満症
Obesity

どんな病気？

体脂肪（中性脂肪）が過剰に蓄積した状態を肥満といいます．日本肥満学会では，BMI≧25である場合を「肥満」と判定し，肥満に起因ないし，関連して発症する健康障害の予防および治療に減量が必要である病態を「肥満症」と定義して区別しています．ここでいう健康障害には，脂肪細胞の質的異常によるもの（耐糖能異常，糖尿病，脂質異常症，高血圧，高尿酸血症，痛風，冠動脈疾患，脳梗塞，脂肪肝など）と，脂肪組織の量的異常によるもの（骨関節疾患，月経異常，睡眠時無呼吸症候群など）があります（表4-1）．

肥満をベースにさまざまな生活習慣病を合併することから，肥満を解消することが生活習慣病予防につながると考えられています．近年，肥満は生活習慣病の上流にある最大の危険因子として知られるようになりました．

肥満は，過食や運動不足によって生じる原発性肥満と内分泌疾患などによって生じる二次性肥満に大別されます．また，脂肪の分布によって，皮下脂肪型肥満（洋なし型）と内臓脂肪型肥満（りんご型）にも分類されます．なお，内臓脂肪型肥満で，高血糖，高血圧，脂質異常のうちいずれか2つ以上をあわせもった状態をメタボリックシンドロームとよんでいます．

表4-1 肥満に起因ないし関連し，減量を要する健康障害

Ⅰ．肥満症の診断基準に必須な合併症
  1) 耐糖能障害（2型糖尿病・耐糖能異常など）
  2) 脂質異常症
  3) 高血圧
  4) 高尿酸血症・痛風
  5) 冠動脈疾患：心筋梗塞・狭心症
  6) 脳梗塞：脳血栓症・一過性脳虚血発作（TIA）
  7) 脂肪肝（非アルコール性脂肪性肝疾患/NAFLD）
  8) 月経異常，妊娠合併症（妊娠高血圧症候群，妊娠糖尿病，難産）
 *9) 睡眠時無呼吸症候群（SAS）・肥満低換気症候群
 *10) 整形外科的疾患：変形性関節症（膝，股関節）・変形性脊椎症，腰痛症
  11) 肥満関連腎臓病

Ⅱ．診断基準には含めないが，肥満に関連する疾患
  1．良性疾患：胆石症，静脈血栓症・肺塞栓症，気管支喘息，皮膚疾患（偽性黒色表皮腫，摩擦疹，汗疹）
  2．悪性疾患：胆道癌，大腸癌，乳癌，子宮内膜癌

＊脂肪細胞の量的異常がより強く関与

（日本肥満学会：肥満症診断基準2011. 肥満研究，11：11，2011）

食物繊維の効用は？

- 食物繊維を豊富に含む食事を摂ると，咀嚼回数が増え，早食いや食べ過ぎを防ぐ効果があります．
- 水溶性食物繊維のもつ粘性により，食べ物は胃腸内をゆっくり移動し，胃での滞留時間が長くなるため，満腹感が得られやすくなります．
- 食物繊維は，小腸で脂質，糖質，たんぱく質などの吸収を抑制します．
- 食物繊維が腸内で発酵・分解して生成される短鎖脂肪酸（酢酸）の作用により，脂肪の蓄積が抑制され，肥満を防ぐことが，最近報告されています．

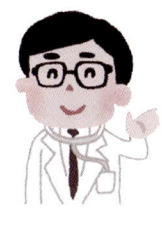

食事指導のポイント

- 減量により肥満から引き起こされるさまざまな疾患の病態改善することができることを理解してもらい，エネルギーバランスが負になるように管理し，体重減少を目指します．
- 規則正しく3食摂る，夕食は少なめにする，早食いしない，よく噛んでゆっくり食べるなど，食習慣の改善が基本となります．
- 食塩は食欲を亢進させるため，過食につながります．減塩を心掛けるようにします．
- 極端に厳しいエネルギー制限を行うと，脂肪だけでなく除脂肪組織も減り，基礎代謝が落ちてリバウンドしやすくなります．長期間にわたり無理なく継続できるよう，患者の状態に合わせて，食事療法を選択します（表4-2）．

表4-2 肥満症治療食の分類と比較

	肥満症治療食	超低エネルギー食
名称	18：1,800（kcal/日） 16：1,600（kcal/日） 14：1,400（kcal/日） 12：1,200（kcal/日） 10：1,000（kcal/日）	名称　VLCD：≦600（kcal/日）
総エネルギー量	1,000〜1,800 kcal	600 kcal以下
体重減少効果	小さい，緩徐	大きい
長期的治療	可能	困難（2週間，最長3カ月）
治療方針	外来	おもに入院
栄養素バランスの確保	容易	困難（たんぱく質，ビタミン，ミネラルの補充および水分補給が必要）
副作用	なし	あり
リバウンド	比較的少ない	多い

- 脂肪細胞の質的異常による肥満症（25≦BMI＜30）：25 kcal/kg 標準体重
- 脂肪細胞の量的異常による肥満症（BMI≧30）：20 kcal/kg 標準体重
- 標準体重（kg）＝身長（m）^{2}×22で算出する．

1,000 kcal未満の治療食では別途たんぱく質，ビタミン，ミネラルを補填する．これらを配慮した日本食化超低エネルギー食，ないしはリバウンドに注意しフォーミュラ食を利用する．

（日本肥満学会：肥満症治療ガイドライン．肥満研究，12：2006）

One Cup

内臓脂肪と皮下脂肪の違い

　内臓脂肪が多く蓄積されるタイプの肥満は，りんごのようにお腹の周りだけがポコッと出てくるのが特徴です．男性で30歳ごろからお腹が出てきたら，そのほとんどは内臓脂肪が溜まったものと考えられます．したがって，内臓型肥満かどうかを調べるには，胴のくびれたところではなく，へその高さの腹囲を測ります．

　一方，皮下脂肪型肥満は，下腹部からお尻にかけて脂肪が多くつくことから"洋なし型肥満"とも呼ばれ，女性に多いタイプです．皮下脂肪は内臓脂肪に比べると，脂質異常症や高血圧，高血糖などへの悪影響はないことがわかっていますが，女性も閉経後は内臓脂肪が溜まりやすくなるので注意が必要です．

　空腹時になって体のエネルギーを必要とするとき，脂肪細胞の中に溜めこまれている中性脂肪が遊離脂肪酸などに分解されます．皮下脂肪から溶け出した遊離脂肪酸は末梢の血管に入りますが，内臓脂肪から溶け出す遊離脂肪酸は，直接，門脈を経て肝臓に流れ込み，さまざまな悪さをします．この点が皮下脂肪と内臓脂肪の最大の違いです．

　また，内臓脂肪は生活習慣の乱れなどによってすぐに蓄積されますが，反面，運動などで楽に減らせます．一方，皮下脂肪はすぐには蓄積されませんが，いったん蓄積されると減らすのがなかなか難しいのです．

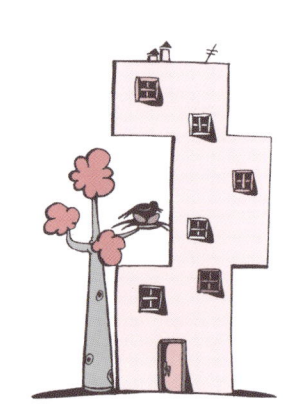

糖尿病

Diabetes

どんな病気？

糖尿病は，インスリン作用の不足によって，血液中のブドウ糖（以下，糖）の濃度が慢性的に高い状態になる病気です．

糖は食事から体の中に取り込まれ，血流によって全身に運ばれます．糖は筋肉などでエネルギー源として使われ，余分な糖は肝臓などに貯蔵されます．このとき，膵臓のランゲルハンス島β細胞から分泌される「インスリン」というホルモンが全身に作用しています．

インスリンが作用することによって肝臓や骨格筋に糖が取り込まれますが，インスリンが十分に作用しない糖尿病では，糖は肝臓や骨格筋に取り込まれません．そのため，血糖値が常に高くなってしまいます．

● 2型糖尿病

インスリンが十分に作用しなくなる主な原因には，次の2つがあります．

1) インスリン分泌量の低下

膵臓から分泌されるインスリンの量が少なくなります．遺伝的な体質が関係しており，日本人にはこの体質をもつ人が多いといわれています．

2) インスリン抵抗性

インスリンは分泌されていても，筋肉や肝臓で十分に作用しなくなることを「インスリン抵抗性」といいます．原因は肥満で，「内臓脂肪」が蓄積すると，脂肪細胞からインスリンの働きを悪くする物質が多く分泌されるためだと考えられています．欧米人に多いタイプですが，最近は日本人にも増えていることがわかってきました．

糖尿病の多くは，この2つに加えて，過食や運動不足，肥満，ストレスなどの環境因子や加齢が重なって起こると考えられており，これらが原因のものを2型糖尿病とよんでいます．日本人の糖尿病患者の約95％を占めます．

● 1型糖尿病

一方，1型糖尿病は，インスリンを分泌する膵β細胞が破壊・消失し，インスリンが枯渇して絶対的欠乏をきたし，発症します．

● その他

このほか，遺伝子異常や膵疾患，内分泌疾患に起因して二次的に発症する糖尿病や，妊娠糖尿病があります．

One Cup

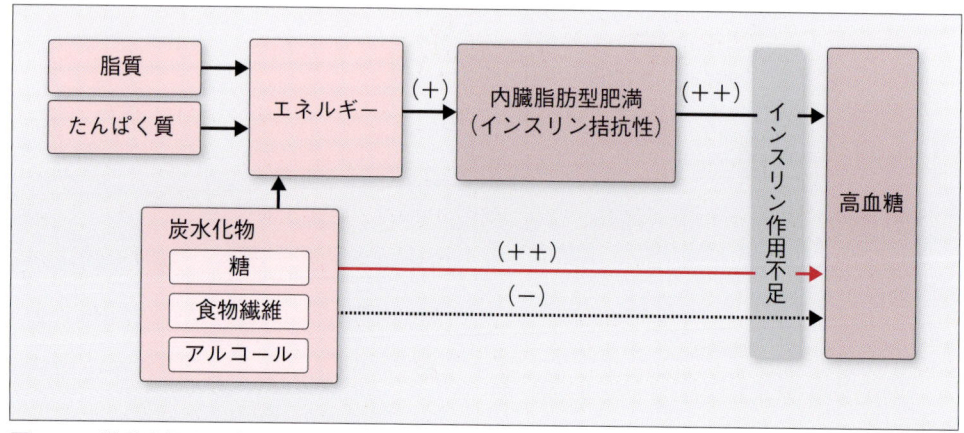

図4-1 栄養素摂取と高血糖との関連
肥満を介する経路と介さない経路があることに注意したい．
この図はあくまでも栄養素摂取と高血糖との関連の概要を理解するための概念図として用いるに留めるべきである．

(厚生労働省：日本人の食事摂取基準2015年版．2014)

食物繊維の効用は？

- 穀物由来の食物繊維が糖尿病発症数を低減すると報告されています．
- 食物繊維を一緒に摂取することにより，糖質の吸収がゆるやかになり，食後血糖値の急激な上昇を抑えます．
- 血中のコレステロール値を低下させます．
- 他の食品のGI値（⇒Note）を下げる効果があります．
- エネルギー源となりにくく，噛みごたえがあり早食いを防止できるので，減量に効果的です．糖尿病発症リスクの1つである肥満を予防します．
- ほかの栄養素の消化・吸収を阻害します．
- 食物繊維が分解されて産生される短鎖脂肪酸には，インクレチン（GIP，GLP-1）といった消化管ホルモンの生産能力を高める働きがあります．インクレチンは，インスリン分泌を促すとともに，食欲抑制作用を有します．
- インスリン感受性改善作用をもたらします（図4-1）．

インスリン抵抗性を改善するには

　治療に関しては，その手段が食事療法であっても運動療法であっても，肥満を軽減することで，肥大化した脂肪細胞は小型化して正常な機能（悪玉ホルモンの分泌が低下し，善玉ホルモンの分泌が亢進する）を取り戻し，インスリン抵抗性の改善に有効なことがわかってきました．また運動療法は，生体内最大の血糖の消費器官である筋肉細胞のインスリン抵抗性を直接改善して，血糖の取り込みを促して血糖を下げることもわかってきました．このようにインスリン抵抗性を改善することは，膵臓β細胞の疲弊を軽減することになるので，2型糖尿病の発症や進行の予防になります．

食事指導のポイント

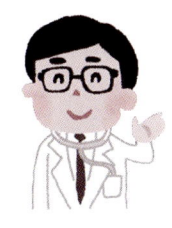

- 糖尿病の治療にあたっては，食事療法が基本となります．血糖値を安定させるためには，規則正しい食習慣をとることが大切です（表4-3）．
- 食事療法を効果的に行うため，糖尿病食品交換表を利用します．交換表では，食物繊維を1日20〜25g摂取することが推奨されています．
- 標準体重をオーバーするに従いインスリンに対する感受性は低下していくため，2型糖尿病においてはエネルギーコントロール食が基本になります．低エネルギー食であればあるほど，栄養素バランスは大切で，エネルギー比率は，たんぱく質15〜20％，炭水化物50〜60％，脂質20〜25％を目安とします．
- 早食いをすると，血糖の上昇にインスリンの働きが追いつかないため，よく噛んでゆっくり食べます．先に野菜を食べることも効果があります．
- 動脈硬化性疾患を合併しやすいので，コレステロールや飽和脂肪酸を多く含む食品を控える必要があります．また，高血圧は糖尿病の発症・進行を早めるので，減塩にも配慮します．
- 血糖コントロールのために極端な糖質制限食を行うことは勧められません．糖尿病性腎症や動脈硬化を進行させる恐れがあります．

表4-3 初診時の食事指導のポイント

これまでの食習慣を聞き出し，明らかな問題点がある場合はまずその是正から進める．
1. 腹八分目とする．
2. 食品の種類はできるだけ多くする．
3. 脂肪は控えめに．
4. 食物繊維を多く含む食品（野菜，海藻，きのこなど）をとる．
5. 朝食，昼食，夕食を規則正しく．
6. ゆっくりよくかんで食べる．

（日本糖尿病学会：糖尿病治療ガイド2014-2015．p.39，2014）

Note グリセミック・インデックス

　グリセミック・インデックス（Glycemic Index：GI）とは，1981年にJenkinsらによって考案された指標で，食品に含まれる炭水化物が消化されて糖となり，食後血糖値が上昇していく度合いを評価した値です．

　Jenkinsらは，50gのブドウ糖を基準物質として，これを摂取した後の血糖値を2時間まで追跡し，これに対して他の糖質食品を糖質量として50g相当量を摂取した後の血糖値の変動を比較することで，食品によって血糖値を上昇させる速度や程度に違いがあることを指摘しました．

　GIが70以上で高GI食品，56〜69が中GI食品，55以下が低GI食品とされています．穀物でいえば，ブドウ糖100とすると，白パン75，白米75，玄米68，豆類15です．現在，GI評価表は国際的に標準化されています．

糖尿病

高血圧症

Hypertension

どんな病気？

　高血圧は，血圧が上昇した状態が持続する病気で，日本高血圧学会による診断基準では収縮期血圧 140mmHg／拡張期血圧 90mmHg 以上とされています（表4-4）．

　長期にわたり血管に負荷がかかることによって，血管の壁が傷み，動脈硬化へと進行していくことから，動脈硬化性疾患（特に脳梗塞，心筋梗塞）の危険因子として知られています．

　高血圧になると，血液を送り出す心臓も疲労しやすくなり，結果的に脳，心臓，腎臓など，さまざまな臓器で障害が起こります．

食物繊維の効用は？

- 弱いながらも降圧効果があります．
- 特に水溶性食物繊維で，心血管病の発症を抑制するという報告があります．
- その吸着性によって，食物中のナトリウムの排泄を促します．
- 高血圧の治療においては，適正体重の維持が重要です．食物繊維は噛みごたえがあり，早食いを抑えるので，過食を防ぎます．また，脂質，たんぱく質，糖質の吸収を抑制するため，減量に効果があります．
- 血圧上昇の原因にもなる便秘を防ぐことができます．

表4-4　成人における血圧値の分類（mmHg）

分類		収縮期血圧		拡張期血圧
正常域血圧	至適血圧	<120	かつ	<80
	正常血圧	120〜129	かつ／または	80〜84
	正常高値血圧	130〜139	かつ／または	85〜89
高血圧	Ⅰ度高血圧	140〜159	かつ／または	90〜99
	Ⅱ度高血圧	160〜179	かつ／または	100〜109
	Ⅲ度高血圧	≧180	かつ／または	≧110
	（孤立性）収縮期高血圧	≧140	かつ	<90

（日本高血圧学会編：高血圧治療ガイドライン2014. 19, 2014.）

食事指導のポイント

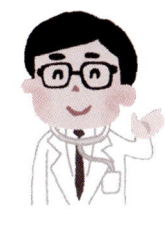

- もっとも大切なのは，食塩を制限することです．日本高血圧学会では，1日6g未満に抑えることを推奨しています（図4-2，表4-5）．
- 野菜や果実類などには，ナトリウムの血圧上昇作用に拮抗して血圧降下作用を示すカリウムが多く含まれます．また，食物繊維も豊富なので，積極的に摂取するようにします．
- 体液量が増えると血圧が上がるので，適正体重を維持することが肝要です．減量効果と降圧作用のある食物繊維の摂取は効果的です．
- 長期にわたるアルコール摂取は血圧上昇の原因となるため，継続的な節酒を心がけることが勧められます．

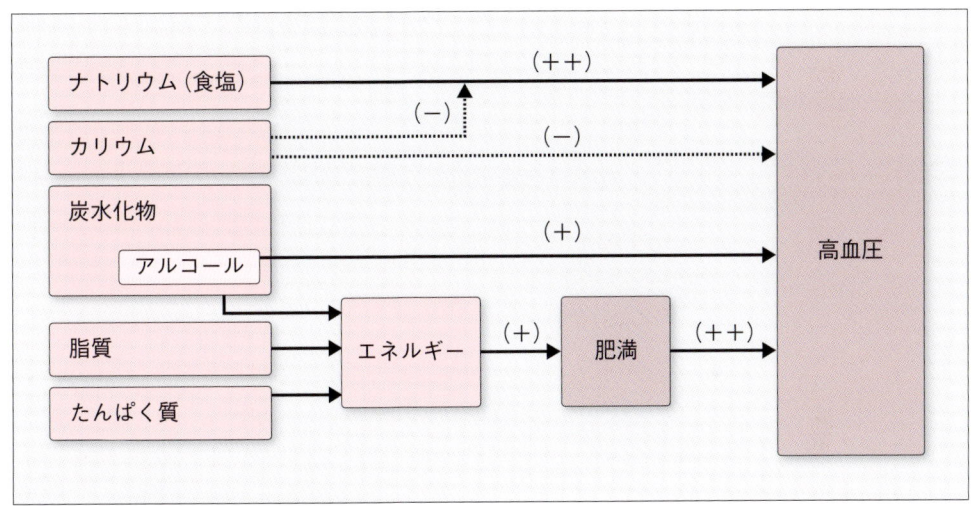

図4-2　栄養素摂取と高血圧との関連
肥満を介する経路と介さない経路があることに注意したい．
この図はあくまでも概要を理解するための概念図として用いるに留めるべきである．

（厚生労働省：日本人の食事摂取基準2015年版．p.399, 2014）

表4-5　生活習慣の修正項目

1. 減塩	6g/日未満
2a. 野菜・果物 2b. 脂質	野菜・果物の積極的摂取* コレステロールや飽和脂肪酸の摂取を控える 魚（魚油）の積極的摂取
3. 減量	BMI〔体重（kg）÷身長（m）²〕が25未満
4. 運動	心血管病のない高血圧患者が対象で，有酸素運動を中心に定期的に（毎日30分以上を目標に）運動を行う
5. 節酒	エタノールで男性20〜30mL/日以下，女性10〜20mL/日以下
6. 禁煙	（受動喫煙の防止も含む）
生活習慣の複合的な修正はより効果的である	

*重篤な腎障害をともなう患者では高カリウム血症をきたすリスクがあるので，野菜・果物の積極的摂取は推奨しない．糖分の多い果物の過剰な摂取は，肥満者や糖尿病などのエネルギー制限が必要な患者では勧められない．

（日本高血圧学会編：高血圧治療ガイドライン2014. 40, 2014）

脂質異常症
Hyperlipidemia

どんな病気？

　血液中には，コレステロール，トリグリセライド（中性脂肪），リン脂質，遊離脂肪酸といった脂質が存在し，一定量に保たれるように調節されています．これらの脂質は体内（肝臓や腸）で作られたり，食事として摂取されて吸収されたりするものですが，脂質代謝に異常が起きる，食事からの脂質が多過ぎるなどすると，悪玉コレステロールとよばれる LDL コレステロールやトリグリセライドが増えすぎたり，善玉コレステロールの HDL コレステロールが減ってしまったりします．これが脂質異常症（高脂血症）です．

　空腹時に採取した血液中の LDL コレステロール，HDL コレステロール，トリグリセライドのうち，いずれか 1 つ以上が異常値を示すと脂質異常症と診断されます（表 4-6）．

　脂質異常症は，発症しても特に自覚症状はありませんが，長引くに伴い血管の動脈硬化が進行するため，深刻な動脈硬化性疾患（心筋梗塞，脳卒中など）を引き起こしかねません．LDL コレステロール，総コレステロール，non HDL コレステロール（総コレステロール－HDL コレステロール），トリグリセライドの値が高いほど，また，HDL コレステロールの値が低いほど，冠動脈疾患の発症率が高いことが疫学調査により示されています．近年増加し続けている動脈硬化性疾患の予防のためには，脂質異常症の管理が重要です．

表 4-6　脂質異常症：スクリーニングのための診断基準（空腹時採血*）

LDL コレステロール（LDL-C）	140mg/dL 以上	高 LDL コレステロール血症
	120～139mg/dL	境界域高 LDL コレステロール血症**
HDL コレステロール（HDL-C）	40mg/dL 未満	低 HDL コレステロール血症
トリグリセライド（TG）	150mg/dL 以上	高トリグリセライド血症

- LDL コレステロールは Friedewald の式〔TC － HDL-C － TG/5〕で計算する（TG が 400mg/dL 未満の場合）．
- TG が 400mg/dL 以上や食後採血の場合には non HDL-C（TC － HDL-C）を使用し，その基準は LDL-C ＋ 30mg/dL とする．

* 10～12 時間以上の絶食を「空腹時」とする．ただし，水やお茶などエネルギーのない水分の摂取は可とする．
** スクリーニングで境界域高 LDL コレステロール血症を示した場合は，高リスク病態がないか検討し，治療の必要性を考慮する．

（日本動脈硬化学会編：動脈硬化性疾患予防ガイドライン 2012 年版．p.13，2012 より）

食物繊維の効用は？

- LDLコレステロール値を低下させる作用があります（図4-3）．
- 食物繊維が発酵・分解されてできる短鎖脂肪酸の1つであるプロピオン酸は，血流にのって肝臓に運ばれ代謝されて，肝臓でのコレステロール合成を抑制したり，血糖値を調節したりする作用があるといわれています．
- 食物繊維のもつ粘性や，短鎖脂肪酸によるpH低下作用により，膵リパーゼの活性が低下して，脂肪の吸収を抑制します．
- 食物繊維が吸着した胆汁酸が排泄されることで，小腸から再吸収される胆汁酸が減少し，肝臓における胆汁酸合成が促進され，原料となるコレステロールを消費します（図4-4）．

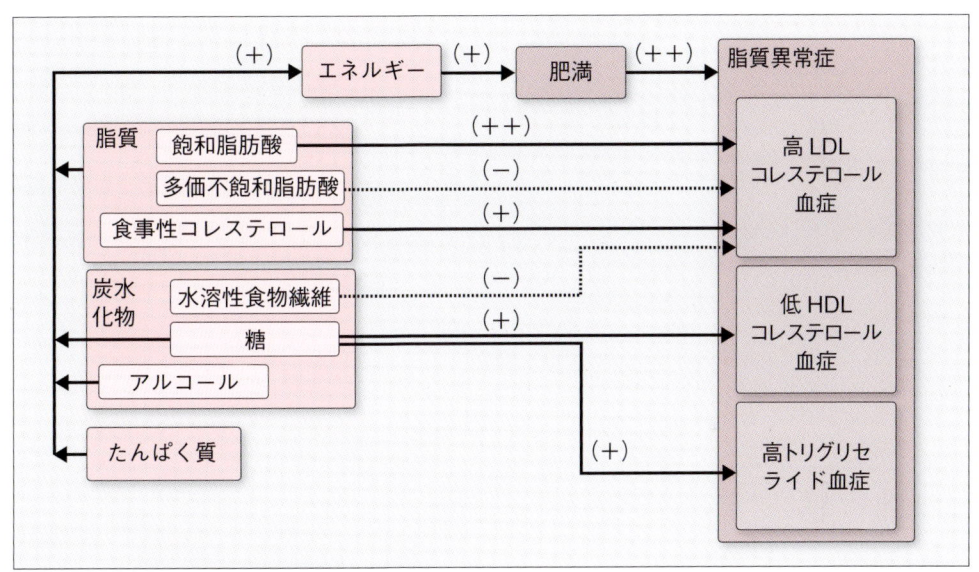

図4-3 栄養素摂取と脂質異常症との関連
肥満を介する経路と介さない経路があることに注意したい．
この図はあくまでも概要を理解するための概念図として用いるに留めるべきである．
（厚生労働省：日本人の食事摂取基準（2015年版）．412, 2014）

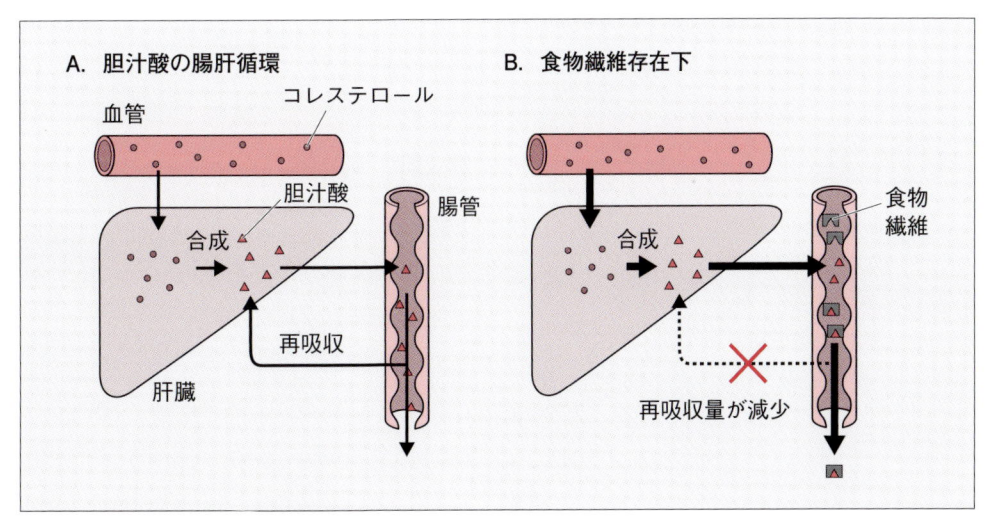

図4-4 胆汁酸代謝と食物繊維

脂質異常症　73

食事指導のポイント

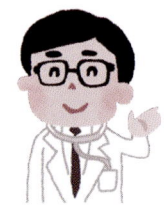

▶ 生活習慣の改善が治療の基本です（表4-7）．過食やコレステロール・動物性脂肪（飽和脂肪酸）の過剰摂取は控えるようにします．

▶ 動脈硬化性疾患予防には伝統的な和食が有効です．肉類，卵類よりも魚類と大豆・大豆製品を多めに摂取するほか，玄米や大麦などの未精製穀類，海藻類，いも類，野菜類，果物類などの食品をバランスよく多めに摂るようにします．ただし，和食は食塩摂取量が多くなるという欠点があるので，減塩を心がける必要があります（表4-8）．

▶ トランス不飽和脂肪酸は，HDLコレステロール値を低下させ，LDLコレステロール値を上昇させるとともに，インスリン抵抗性を悪化させるほか，血管内皮機能を傷害するため，動脈硬化性疾患の危険因子となるため，摂取を控えます．

▶ 脂質異常症のタイプに応じた栄養ケアを行います（表4-9）．

表4-7 動脈硬化性疾患予防のための生活習慣の改善

1. 禁煙し，受動喫煙を回避する
2. 過食を抑え，標準体重を維持する
3. 肉の脂身，乳製品，卵黄の摂取を抑え，魚類，大豆製品の摂取を増やす
4. 野菜，果物，未精製穀類，海藻の摂取を増やす
5. 食塩を多く含む食品の摂取を抑える
6. アルコールの過剰摂取を控える
7. 有酸素運動を毎日30分以上行う

（日本動脈硬化学会編：動脈硬化性疾患予防ガイドライン2012年版．p.56, 2012）

表4-8 動脈硬化性疾患予防のための食事

1. エネルギー摂取量と身体活動量を考慮して標準多重（身長$(m)^2 \times 22$）を維持する
2. 脂肪エネルギー比率を20～25%，飽和脂肪酸を4.5以上7%未満，コレステロール摂取量を200mg/日未満に抑える
3. n-3系多価不飽和脂肪酸の摂取を増やす
4. 炭水化物エネルギー比率を50～60%とし食物繊維の摂取を増やす
5. 食塩の摂取は6g/日未満を目標とする
6. アルコール摂取を25g/日以下に抑える

（日本動脈硬化学会編：動脈硬化性疾患予防ガイドライン2012年版．p.59, 2012）

表4-9 脂質異常症を改善する食事

高LDLコレステロール血症	コレステロールと飽和脂肪酸を多く含む肉の脂身，内臓，皮，乳製品，卵黄および，トランス脂肪酸を含む菓子類，加工食品の摂取を抑える． 食物繊維と植物ステロールを含む未精製穀類，大豆製品，海藻，野菜類の摂取を増やす．
高トリグリセライド血症	糖質を多く含む菓子類，飲料，穀類の摂取を減らす． アルコールの摂取を控える． n-3系多価不飽和脂肪酸を多く含む魚類の摂取を増やす．
低HDLコレステロール血症	トランス脂肪酸の摂取を控える． n-6系多価不飽和脂肪酸の摂取を減らすために植物油の過剰摂取を控える．

（日本動脈硬化学会：動脈硬化性疾患予防のための脂質異常症治療のエッセンス．p.4, 2014）

セカンドミール効果

　セカンドミール効果とは，最初に摂った食事，つまりファーストミールの内容が，次の食事となるセカンドミールの食後血糖値にも影響を及ぼすという考え方です．

　たとえば，朝食に低GIの食事を摂ったとします．その場合，食後の血糖上昇はゆるやかなので，これに応じてインスリン分泌もゆっくり上昇し，インスリンによって糖は組織に取り込まれ，食事前の値まで血糖値は下がっていきます．

　これに対し，高GIの食事を摂ると一気に食後血糖値は上昇して，インスリンが過剰に分泌され低血糖になった後に血糖値の上昇が引き起こされたり，インスリン分泌が追いつかない・分泌のタイミングが遅れるなどして血糖値が下がらなくなったりします．

　前者と後者を比較すると，食前血糖値にすでに差があるので，次の食後の血糖値がどのような結果になるかは明白です．

　食物繊維を多く含む食品には低GIのものが多く，特に水溶性食物繊維を豊富に含む食品は，セカンドミール効果が高いとされていますので，積極的に取り入れましょう．

糖質オフダイエットの落とし穴

　厚生労働省は，食物繊維の摂取目標値として，1日あたり女性は17g以上，男性19g以上という数値を提示しています．しかし，この数字をクリアしている人は多くありません．現代人の多くは，かなり食物繊維不足に陥っており，その結果，腸内環境を悪化させています．

　要因はいろいろと考えられますが，まずは昨今のダイエットブームがあげられます．たとえば，糖質オフダイエット（炭水化物ダイエット）や朝食抜きダイエット（欠食）などがあります．慢性便秘症の患者さんがこれらのダイエットを行うと，炭水化物に含有されている食物繊維がすごく少なくなるわけですから，当然食物繊維不足を引き起こし，ますます便秘の症状を悪化させてしまう危険性があるのです．特に欠食（1日に1～2回食）をしている人は，食物繊維量が10～11g前後まで低下するといわれていますから，注意が必要です．

　スウェーデンの調査では，糖質オフダイエットを10年以上続けると心筋梗塞や脳梗塞のリスクが高くなることも指摘されています．いずれにせよ極端な炭水化物，糖質の摂取中止は全身の健康バランスを崩すことにつながってくるのです．

便秘症
Constipation

どんな病気？

便秘というのは，便の排泄が滞っている状態のことです．医学的な定義はありませんが，腸の専門医の共通認識として，「2，3日に一度排便があり，この間，特に不快な症状がなければ便秘とはいわない」とされています．ただし，普段毎日排便がある人がなんらかの理由で2，3日便意が起こらず，腹部膨満感を感じたら，それは便秘といえます．

便秘は，急性のものと慢性に分類されます．急性の便秘は一過性で，原因が取り除かれればすぐに改善されます．たとえば，旅先などで緊張によって起こる便秘などです．

一方，問題なのは自覚症状を伴う慢性便秘です．慢性便秘のなかには，病気が引き金となって起こるものもあります．症候性便秘と呼ばれるもので，大腸癌はその代表です．また，便秘の大半は生活習慣に原因がある常習性便秘です．たとえば，ダイエットを目的に朝食を抜いたり，昼夜逆転の生活をしていたり，外出先で便意を我慢するといったことを繰り返していると，排便の仕組みに支障が起きてきて，慢性便秘になってしまうことがあるのです．

食物繊維の効用は？

- 不溶性食物繊維のもつ保水性により便は膨らんで，かさが増えます．大きくなった便が腸壁を刺激することで，蠕動運動が助長され，緩下作用を示します．
- 水溶性食物繊維は，水に溶けてゲル化して軟らかな便を形成するため，排便をスムースにします．
- 腸内細菌によって発酵・分解されて生じる短鎖脂肪酸や炭酸ガスなどが，腸粘膜を刺激して，緩下作用を示します．
- 短鎖脂肪酸により腸内環境が弱酸性となります．これにより，悪玉菌が減って善玉菌が優勢となり，腸内フローラが改善して整腸効果がみられます．
- 短鎖脂肪酸の1つである酪酸は大腸腸管の上皮細胞の一番の栄養分です（二番目はアミノ酸の一種のグルタミン）．

食事指導のポイント

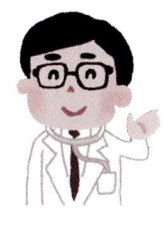

▶便のかさを増加させるために，高脂肪食よりも高食物繊維の食事を摂るようにしましょう．ただし不溶性食物繊維と水溶性食物繊維をバランスよく（できれば2：1の比率に近づける）とらないと硬便になることがあるので注意を要します．

▶朝食をしっかりとって，胃腸の働きを活性化させます．

▶極端なダイエットは，便の量を減少させ，腸の運動を低下させる（排便力が低下する）ので，注意が必要です．

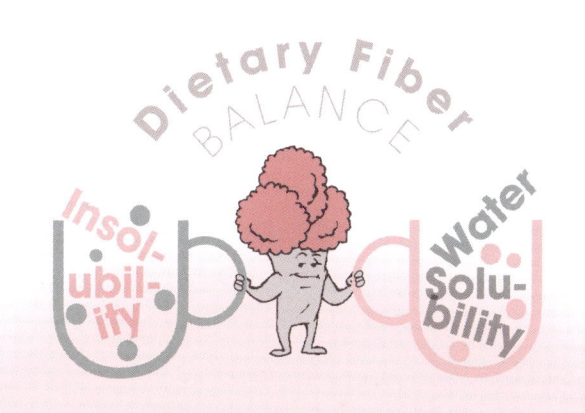

ニューイングランドジャーナル誌にみる低炭水化物食，地中海型食，低脂肪食の比較

米国の権威のある医学雑誌である『The New England Journal of Medicine (NEJM)』の2008年7月17日号に，低炭水化物食，地中海型食，低脂肪食の3つの方法で2年間ダイエットを行った大規模試験の結果報告が掲載されました．ダイエットに関する介入試験で，大規模かつ長期間にわたっての前向き研究はほとんど存在しないため，貴重な存在と考えられます．この報告によると，地中海型食が体重減少，糖代謝，脂質代謝のデータも含めて最も良い成績であることが示されています．

低炭水化物食，地中海型食，低脂肪食3群（表1）の食事を2年継続し，体重，血清コレステロール値，中性脂肪値，HDLコレステロール値，LDLコレステロール値を，食事療法開始前と6カ月後，2年後に採血して調べています．

2年後の結果（表2）を踏まえると，それぞれメリット・デメリットはあるものの，地中海食が長期間にわたっても比較的脱落しにくく，減量効果も有意に認め，BMI値の改善を認めることがわかります．血液検査結果を見ると，HDLコレステロール値（善玉コレステロール）が6.3mg/dL増，中性脂肪は21.8mg/dL減，LDLコレステロール値（悪玉コレステロール）は5.6mg/dL減となっており，これらの脂質代謝の改善は，HDLコレステロール値を上昇，LDLコレステロール値を低下させるオリーブオイルの影響，中性脂肪値を改善させる魚油の影響，食物繊維のはたらきが関与しているものと考えられます．

その後，2012年になって，この大規模調査において追跡調査が可能であった259例について，4年後のデータが，NEJMに公表されました．

その計6年間の追跡調査結果での体重減少をみると，地中海型は−3.1kg，低炭水化物食では−1.7kg，低脂肪食では−0.6kgと，地中海食の減量効果で高い結果が出ました．

また血中トリグリセライド値では，地中海食で21.4mg/dL，低炭水化物ダイエット11.3mg/dLの低下を認めました．さらに，総コレステロール値では，低脂肪ダイエットでは，−7.4mg/dL，地中海食で−13.9mg/dL，低炭水化物ダイエットで−10.4mg/dLの効果を認めました．

低脂肪食に関していえば，ある意味で昭和30年以前の日本食に近いのかもしれません．当時の日本人の食卓では，1日の脂肪摂取量が25g前後でした．以前より日本食，特に昭和30年代の和食（家庭食）がダイエットに向いているという意見もありましたが，NEJMの記事で全部を表現することはできないにしても，体重減少に関しては，地中海型食よりも多くは望めないと言ってもよいかもしれません．

また，低炭水化物食はというと，穀類の摂取が減るため，食物繊維の摂取量が不足してしまいます．また，野菜や果物などからファイトケミカルがとれない，さらには，エネルギー是正を図るために肉類・乳製品の摂取過多となることがあるなど，デメリットがあります．

以上のことから，地中海食が無理なく持続できて，減量や脂質代謝改善において有効性が高いダイエットということがいえそうです．

2013年には，米国糖尿病学会の糖尿病診療ガイドラインにおいて，「糖質制

限食（低炭水化物ダイエット）とともに，地中海食は，肥満者の減量を図るためには短期間（2年間まで）では有効であるかもしれません．（ただし，総エネルギー摂取量の適正化を優先すべきである）」というステートメントが掲載されています．

食物繊維やオリーブオイルを上手に取り入れた地中海型食，もしくは地中海型和食を上手に日常生活に取り入れていくことが有用と著者は考えています．

表1　各食事群の概要

①低炭水化物食群
- n＝109（男99，女10）
- 平均52歳，平均体重91.8±14.3kg
- アトキンスの方法に準し，摂取エネルギー，たんぱく質量，脂質量には制限なし　炭水化物を1日20g前後とし，特例な休日のみを120gまで許可する．トランス型脂肪酸は避ける

②地中海型食群
- n＝109（男89，女20）
- 平均53歳，平均体重91.8±14.3kg
- 地中海型食生活のピラミッドによって食生活を決定（野菜を豊富として赤身の肉を少なく，牛肉や羊肉を魚に置き換えていく方法）．オリーブオイルを30～45g前後，ナッツを1日20g前後摂取
- エネルギー：男性1,800kcal/日，女性は1,500kcal/日
- 脂肪エネルギー比率：5％前後

③低脂肪食群
- n＝104（男89，女15）
- 平均51歳，平均体重91.1±2.3kg
- エネルギー：男性1,800kcal/日，女性1,500kcal/日
- 脂肪エネルギー比率：30％（飽和脂肪酸エネルギー比率10％）
- コレステロール：300g/日
- 低脂肪の穀類，野菜，果実が中心．脂肪やスイーツ，高脂肪スナックの摂取は控える

表2　試験結果（2年後）

	減量(kg)	BMI	継続率(%)	HDL(mg/dL)	TG(mg/dL)	LDL(mg/dL)
低炭水化物食	−5.5kg	−1.5±2.1	78%	8.4	23.7	−3.0
地中海型食	−4.6kg	−1.5±2.2	85%	6.3	21.8	−5.6
低脂肪食	−3.3kg	−1.0±1.4	90%	6.4	−2.8	−0.05

地中海型食生活

地中海型食生活という言葉は,地中海域に暮らす人々のライフスタイルと食習慣を示しています.2013年,和食がユネスコにおける無形文化遺産として認定を受けましたが,実はそれより前の2010年に地中海型食生活も世界遺産に認定されています.

1960年,アメリカ・ミネソタ大学公衆衛生学部のAncel Keys教授は「7ヵ国研究」の結果,クレタ島の人々の平均寿命が非常に長く,心臓疾患になる死亡者の占める割合がアメリカ合衆国の10%にも満たないということを公表しました.さらにコレステロール値と心臓疾患などの関係も研究されました.

これらのことがきっかけとなり,当時は貧しい食事とされていた地中海型食生活に対する関心が高まり,1991年にはハーバード大学公衆衛生大学院のWalter Willett教授が,「地中海型食生活は予防医学のモデルケースだ」と述べ,図に示すような地中海型食生活のピラミッドを1993年に発表しました.

ここに図示したように,地中海型食生活のピラミッドにおける主食は,パスタ,パン,米などで,油はオリーブオイルです.また,和食に似ているところですが,青背の魚を多く食べます.肉類に関しては,飽和脂肪酸の少ない仔牛を中心に時々食べます.緑黄色野菜の種類と量が豊富であり,β-カロテンをはじめ抗酸化物質や食物繊維を摂ることができます.また,豆類やきのこ類の料理も多く,これらも食物繊維の宝庫といえます.

地中海型食と和食,この2つの食のスタイルは,文化的に評価されただけでなく,フランス食やメキシコ食などと異なり,健康面での評価も大きく作用して,世界的に認知されたといっていいでしょう.

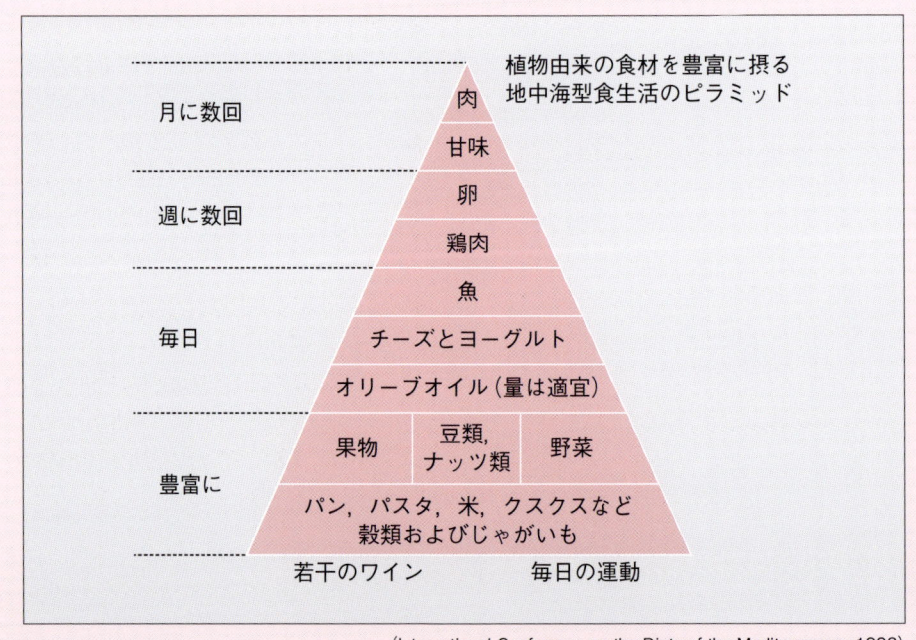

植物由来の食材を豊富に摂る
地中海型食生活のピラミッド

頻度	食材
月に数回	肉
	甘味
週に数回	卵
	鶏肉
	魚
毎日	チーズとヨーグルト
	オリーブオイル(量は適宜)
豊富に	果物 / 豆類,ナッツ類 / 野菜
	パン,パスタ,米,クスクスなど穀類およびじゃがいも
	若干のワイン　　毎日の運動

(International Conference on the Diets of the Mediterranean, 1993)

参考文献

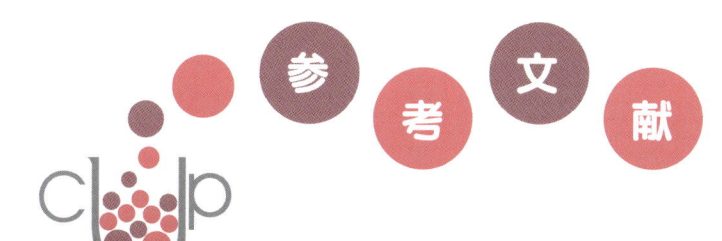

1) 厚生労働省：日本人の食事摂取基準 2015 年版，2014.
2) 厚生労働省：平成 25 年度国民健康・栄養調査報告書，2015.
3) Codex Alimentarius Commission：Guidelines on Nutrition Labelling, 6th Amendment, 2013.
4) 日本肥満学会：肥満症診断基準 2011．肥満研究，11：2011.
5) 日本肥満学会：肥満症治療ガイドライン．肥満研究，12：2012.
6) 日本糖尿病学会：糖尿病治療ガイド 2014-2015，文光堂，2014.
7) 日本糖尿病学会：糖尿病食事療法のための食品交換表（第 7 版），文光堂，2013.
8) 日本高血圧学会：高血圧治療ガイドライン 2014，ライフサイエンス出版，2014.
9) 日本動脈硬化学会：動脈硬化性疾患予防ガイドライン 2012 年版，2012.
10) 日本動脈硬化学会：動脈硬化性疾患予防のための脂質異常症治療のエッセンス，2014.
11) 池上幸江：日本人の食物繊維摂取量の変遷．日本食物繊維研究会誌，1：3-12，1997.
12) 池上幸江：大麦の食物繊維とその機能．農業および園芸，82：1170-1175，2007.
13) 奥　恒行：食物繊維の有効エネルギー評価．臨床栄養，100：292-293，2002.
14) 山下亀次郎：食物繊維と糖・脂質代謝．臨床栄養，84：269-274，1994.
15) 馬場忠雄，布施建治：食物繊維と便通異常．臨床栄養，84：280-284，1994.
16) 印南　敏・桐山修八編：食物繊維．第一出版，1995.
17) 藤原啓子・他：低粘性水溶性食物繊維（難消化デキストリン）の耐糖能改善効果．栄養学雑誌，53：361-368，1995.
18) 池上幸江：「食物繊維」に関する最近の研究動向と疾病との関係．臨床栄養，100：286-291，2002.
19) 松井貞子：食物繊維．臨床栄養，122：844-848，2013.
20) 徳永勝人，松岡瑛：難消化性デキストリンを有効成分とする特定保健用食品の糖質・脂質代謝に及ぼす影響．糖尿病，42：61-65，1999.
21) 池上幸江：食物繊維．臨牀透析，24：，1774-1776，2008.
22) 佐々木雅也・他：生活習慣病予防と食物繊維．臨床栄養，100：301-305，2002.
23) 本田佳子・他編：臨床栄養別冊・糖尿病の最新食事療法のなぜに答える（基礎編）．医歯薬出版，2014.
24) 宗像伸子・他編：カラー版ビジュアル治療食 300，医歯薬出版，2012.
25) 松生恒夫，鈴木康元，野沢　博・他：常習性便秘症に対するポリデキストロースの臨床的検討．日本食物繊維研究会誌，6：18-20，2002.
26) 松生恒夫，鈴木康元，野沢　博・他：大腸メラノーシスを認める常習性便秘症に対するポリデキストロースの効果．日本食物繊維研究会誌，6：55-30，2002
27) 松生恒夫：基礎からわかる疾病 30・腸を守る（後編）．臨床栄養，123：4-8，2013
28) 松生恒夫：「炭水化物」を抜くと腸はダメになる．青春出版社，2015.

巻末資料

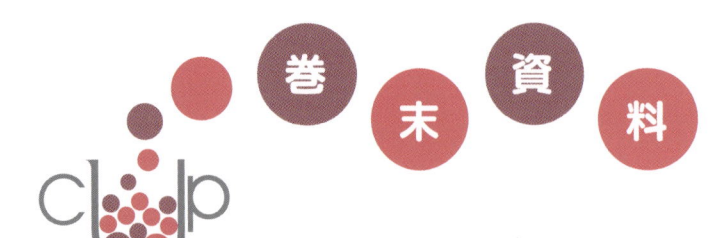

■素材

日本標準商品分類	素材名		1カップあたり				
			重量 (g)	食物繊維 (g)	水溶性食物繊維	不溶性食物繊維	エネルギー (kcal)
根菜類	ごぼう	みじん切り	110	6.3	2.5	3.8	72
		乱切り	100	5.7	2.3	3.4	65
	にんじん	みじん切り	110	2.8	0.8	2.0	41
		乱切り	120	3.0	0.8	2.2	44
	れんこん	薄切り	60	1.2	0.1	1.1	40
		乱切り	80	1.6	0.2	1.4	53
	だいこん	繊切り	80	1.0	0.4	0.6	14
		乱切り	120	1.6	0.6	1.0	22
	切り干しだいこん[*1]	水で戻した状態	90	4.7	0.8	3.9	63
葉茎菜類	たまねぎ	みじん切り	120	1.9	0.7	1.2	44
		くし型切り	100	1.6	0.6	1.0	37
	キャベツ	繊切り	40	0.7	0.1	0.6	9
		短冊切り	40	0.7	0.1	0.6	9
	ブロッコリー	小房	50	2.2	0.3	1.9	17
	こまつな	ざく切り	40	0.8	0.2	0.6	6
	セロリー	薄切り	70	1.1	0.2	0.9	11
	もやし[*2]		50	0.7	0.1	0.6	8
果菜類	トマト	1cm角切り	130	1.3	0.4	0.9	25
		くし型切り	150	1.5	0.5	1.0	29
	ピーマン	細切り	70	1.6	0.4	1.2	15
		乱切り	80	1.8	0.5	1.3	18
	きゅうり	小口切り	100	1.1	0.2	0.9	14
		乱切り	110	1.2	0.2	1.0	15
	とうもろこし	粒	130	3.9	0.4	3.5	120
	かぼちゃ[*3]	乱切り	110	3.9	1.0	2.9	100
きのこ	しいたけ	薄切り	50	1.8	0.3	1.5	9
	しめじ[*4]	小房	40	1.5	0.1	1.4	7
海藻	ひじき[*5]	水で戻した状態	100	5.1	0.0	0.0	16
果実	りんご	いちょう切り	80	1.2	0.2	1.0	43
		乱切り	100	1.5	0.3	1.2	54
	キウイ	乱切り	150	3.8	1.1	2.7	80
	バナナ	小口切り	110	1.2	0.1	1.1	95
いも	じゃがいも	1cm角切り	130	1.7	0.8	0.9	99
		乱切り	120	1.6	0.7	0.9	91
	さつまいも	乱切り	110	2.5	0.5	2.0	145
	こんにゃく[*6]	一口大	140	3.1	0.1	3.0	7
	糸こんにゃく		130	3.8	0.0	3.8	8
豆類	大豆	ゆで	140	9.8	1.3	8.5	252
	糸引き納豆		70	4.7	1.6	3.1	140
	おから[*7]		80	9.2	0.3	8.9	89
穀類	麦ご飯[*8]		120	1.2	0.6	0.6	199
	玄米ご飯		120	1.7	0.2	1.5	198
	白米ご飯		120	0.4	0.0	0.4	202
	オートミール		80	7.5	2.5	5.0	304
	ライ麦パン		60	3.4	1.2	2.2	158
	食パン		50	1.2	0.2	1.0	132
	干しそば	ゆで	110	1.7	0.6	1.1	125
	スパゲッティ	ゆで	120	1.8	0.5	1.3	179

[*1] 乾燥22.5gで計算（4倍），[*2] りょくとうもやし，[*3] 西洋かぼちゃ，[*4] ぶなしめじ，
[*5] 乾燥11.8gで計算（8.5倍），[*6] 精粉こんにゃく，[*7] 新製法，[*8] 麦の割合は2割．

■総菜（1/2カップ）

料理名	カップ数	1/2カップあたり			
		重量(g)	食物繊維(g)	水溶性食物繊維	不溶性食物繊維	エネルギー(kcal)
ミートソース	0.5	110	1.0	0.4	0.6	120
ポークビーンズ	0.5	110	2.5	0.5	2.0	127
もやしときゅうりの酢の物	0.5	60	0.6	0	0.6	33
麻婆豆腐	0.5	110	0.4	0.1	0.3	130
五目豆	0.5	90	3.3	0.6	2.7	87
炒り卯の花	0.5	60	1.8	0.2	1.6	58
スクランブルエッグ	0.5	80	0.0	0.0	0.0	140
茶わん蒸し	0.5	100	0.0	0.0	0.0	42
青菜のおひたし	0.5	70	1.8	0.4	1.4	17
五目野菜炒め	0.5	60	1.2	0.3	0.9	39
きんぴらごぼう	0.5	40	1.5	0.6	0.9	38
切り干しだいこんの煮つけ	0.5	60	1.3	0.2	1.1	54
ひじきの炒め煮	0.5	60	1.8	0.1	0.2	46
コールスローサラダ	0.5	60	0.8	0.2	0.6	51
ポテトサラダ	0.5	100	1.1	0.4	0.7	150
さといもの煮物	0.5	80	1.4	0.4	1.0	47
糸こんにゃくのたらこ和え	0.5	60	1.4	0.0	1.4	16

■総菜（1カップ）

料理名	カップ数	1カップあたり			
		重量(g)	食物繊維(g)	水溶性食物繊維	不溶性食物繊維	エネルギー(kcal)
肉じゃが	1	150	1.7	0.4	1.3	159
カレー	1	210	1.8	0.7	1.1	261
炒り鶏	1	170	2.8	0.5	2.3	171
チキンクリームシチュー	1	200	1.4	0.5	0.9	212
ぶり大根	1	170	1.1	0.4	0.7	182
八宝菜	1	190	2.2	0.4	1.8	173
炒飯	1	140	1.0	0.1	0.9	244
焼きそば	1	100	1.5	0.5	1.0	179
みそ汁	1	200	0.7	0.1	0.6	45
中華スープ	1	200	0.9	0.1	0.8	28

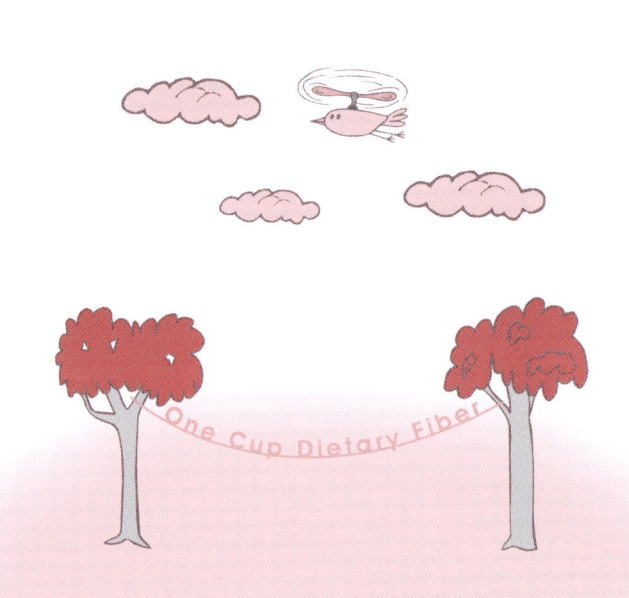

One Cup Dietary Fiber

おわりに

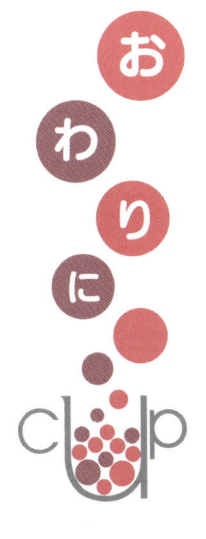

　私は，胃内視鏡検査や大腸内視鏡検査に主軸を置く消化器内科専門医です．なぜ私が食物繊維に興味をもったかというと，以前私が勤務していた横浜の消化器内視鏡センター（松島病院大腸肛門病センター・松島クリニック）で，大腸内視鏡検査やポリペクトミーを担当しながら便秘外来を担当したことに始まります．

　1996年当時，他の病院で便秘と診断されて，「野菜など，食物繊維の多いものを摂りなさい」と言われ治療を受けたものの，ただ下剤を投与されるばかりで排便状況が改善しない，という患者さんが，私の担当する便秘外来に次第に集まるようになっていました．いくら穀物や野菜を多く摂っても排便状況が改善しない患者さんが多数いらしたのです．

　私は本格的に食物繊維について調べてみました．すると，食物繊維には不溶性食物繊維と水溶性食物繊維があり，排便状況が改善しない患者さんは不溶性食物繊維の多い食材ばかり摂っていたために硬便となり，排便状況を悪化させていたことに気づいたのです．そこで，水溶性食物繊維の一種であるポリデキストロースを毎日摂るように勧めたところ，多くの慢性便秘症の患者さんの便の性状が改善し，排便状況もスムースになりました．このとき，食物繊維の種類によって生理作用が異なること，また，そのバランスが重要であることを実感したのです．そして現在では，このデータをもとに，慢性便秘症の患者さんには，不溶性食物繊維と水溶性食物繊維を2：1程度のバランスで摂ることを提案しています．

　その後，食物繊維は多様な生理作用をもち，便秘だけでなく，肥満症をはじめとする生活習慣病に対して，予防・改善効果があることが知られるようになりました．食物繊維の摂取量と生活習慣病の発症との間に相関関係があることは，本文でも紹介したとおりです．今では，食物繊維は第6の栄養素とよばれるほど，広く認知されるようになりました．

　しかし，1日にどれだけの食物繊維を摂取すればよいのか，また，実際にどれだけ摂取しているのかを知っている患者さんはそう多くないのではないでしょうか．そこで，手軽に食物繊維量の目安を知ることができるように，家庭でよく使われている200 mLの計量カップを用いて食品の食物繊維量，エネルギー量を知る1カップ法，そして，効率よく食物繊維を摂取する1つの目安となるFI（ファイバーインデックス）値を考案したのです．

　食物繊維は目に見えないため，実際の量がつかみにくいところがありますが，1カップ法を手がかりに患者さん自身が食物繊維量とエネルギー量を知り食生活をコントロールすることができるよう，管理栄養士の皆さんに食事指導に役立てていただきたいと願い，本書を企画しました．そこで，1カップ法やFI値を紹介するだけでなく，食物繊維の摂取量を増やしていくにはどのような工夫が必要なのか，最近増えている中食・外食に対する考え方も含めて，それぞれのポイントを説明しています．また，食物繊維の基礎知識や疾患との関係についても，簡潔に説明していますので，1カップ法を入口にして，食物繊維についての概要もこの1冊でわかるような構成となっています．

　この食物繊維1カップ法の考え方が全国に広がり，メタボリックシンドローム，糖尿病，脂質代謝異常症，慢性便秘症など生活習慣病の患者さんたちの食事指導に役立てていただければ，これほどうれしいことはありません．

平成27年9月

松生恒夫

索引

あ
悪玉コレステロール …… 72
アトピー性皮膚炎 …… 60
アルギン酸 …… 52
アレルギー …… 60

い
胃炎 …… 13
胃潰瘍 …… 13
易消化食 …… 13
胃切除後 …… 13
イレウス …… 13
インクレチン …… 58, 68
インスリン抵抗性 …… 67, 68

え
炎症性腸疾患 …… 13

お
欧州食品安全機関 …… 47
大麦の種類 …… 12
押し麦 …… 12

か
外食を利用するときに気をつけたいこと …… 40
潰瘍性大腸炎 …… 13
過食抑制効果 …… 58

き
キチン …… 53
キトサン …… 53
機能性表示食品 …… 39
吸着性 …… 54

く
グアーガム …… 51
グリセミック・インデックス …… 69
グルコマンナン …… 52, 54
クローン病 …… 13

け
血圧値の分類 …… 70
血清脂質改善効果 …… 59
血中コレステロールの正常化 …… 59
血糖値上昇抑制効果 …… 58
ゲル化 …… 52, 76
ゲル状 …… 54

健康食としての和食 …… 47
玄米菜食主義 …… 47

こ
高血圧症 …… 70
抗酸化物質 …… 80
誤嚥 …… 13
コーデックス委員会 …… 51

さ
酢酸 …… 57, 58
雑穀 …… 44

し
脂質異常症 …… 72
脂質異常症を改善する食事 …… 74
消化管ホルモン …… 58
食事指導 …… 3
食生活の欧米化と食物繊維 …… 44
食物繊維と生活習慣病予防 …… 63
食物繊維の多い食品 …… 14
食物繊維の生理作用 …… 55
食物繊維の定義 …… 51
食物繊維の分類 …… 52
食物繊維を多く含む市販食品 …… 38

す
水溶性食物繊維 …… 52

せ
生活習慣病 …… 44, 46
セカンドミール効果 …… 75
摂食嚥下障害 …… 13
セルロース …… 53
善玉コレステロール …… 72

た
短鎖脂肪酸 …… 52, 54, 57, 58, 60, 76
胆汁酸代謝と食物繊維 …… 73

ち
地中海型食 …… 78, 80
腸管免疫系 …… 60
腸内環境 …… 58
腸内環境改善作用 …… 57
腸内細菌 …… 57
腸内細菌叢 …… 56
腸内フローラ …… 56, 76

腸閉塞 …… 13

て
低FIの一品料理 …… 26
低FI料理 …… 30

と
糖質オフダイエット …… 75
糖尿病 …… 67
動脈硬化性疾患予防のための食事 …… 74
動脈硬化性疾患予防のための生活習慣の改善 …… 74
特定保健用食品 …… 39
トランス不飽和脂肪酸 …… 74
トリグリセライド …… 72

な
内臓脂肪 …… 66
内臓脂肪型肥満 …… 46, 64
中食を利用するときに気をつけたいこと …… 36
難消化性デキストリン …… 51, 52

に
日本型食生活論 …… 48
日本人の食の三大革命 …… 45
乳酸菌 …… 57

ね
粘性 …… 54

は
白麦 …… 12
発酵性 …… 54

ひ
皮下脂肪 …… 66
皮下脂肪型肥満 …… 64
ビフィズス菌 …… 57
肥満症 …… 64
肥満症治療食の分類と比較 …… 65

ふ
ファイトケミカル …… 59
ファイバー・インデックス …… 16
ファイバーボール …… 30, 31, 32, 33
不溶性食物繊維 …… 53
プレバイオティクス効果 …… 57
プロバイオティクス …… 57
プロピオン酸 …… 57, 58

へ
米粒麦 …… 12
ペクチン …… 54
便性改善・排便力増加 …… 56
便秘症 …… 76

ほ
飽和脂肪酸 …… 74
保水性 …… 54
ポリデキストロース …… 51, 52

ま
マクガバン・レポート …… 48
マクロビオティックス …… 47
丸麦 …… 12

め
メタボリックシンドローム …… 46, 64
免疫調節作用 …… 60

ゆ
有害物質排泄作用 …… 59

ら
酪酸 …… 57, 58

り
リグニン …… 53

れ
レジスタントスターチ …… 52
レジスタントプロテイン …… 53

わ
和食 …… 47, 74, 78, 80

数字・欧文
1カップ法 …… 1, 2
1カップ法の利用のしかた …… 2
1型糖尿病 …… 67
2型糖尿病 …… 67
β-グルカン …… 52
FI値 …… 16
GI …… 69, 75
Glycemic Index …… 69
HDLコレステロール …… 72
LDLコレステロール …… 72
SF値 …… 17

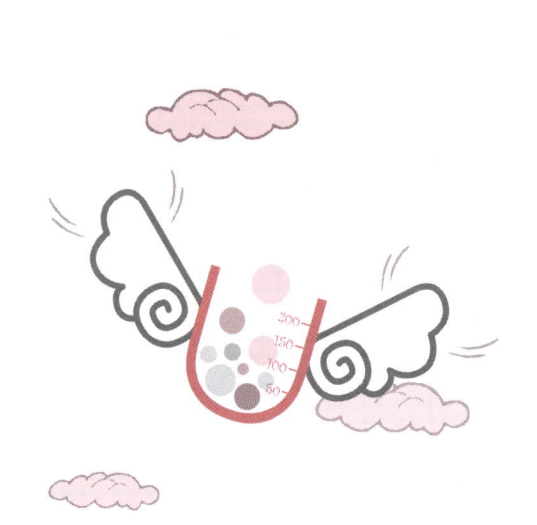

【著者略歴】

松生 恒夫（まついけ つねお）

1955年　東京都に生まれる
1980年　東京慈恵会医科大学卒業
1983年　同大学第三病院内科助手
1994年　松島病院大腸肛門病センター診療部長
2004年　松生クリニック院長
医学博士，日本内科学会認定医，
日本消化器内視鏡学会指導医・専門医，
日本消化器学会認定専門医，
日本東洋医学会専門医，日本大腸肛門病学会専門医

食物繊維1カップ法
食物繊維の基礎知識から食事指導まで　ISBN978-4-263-70647-3

2015年9月20日　第1版第1刷発行

編　集　松生恒夫
発行者　大畑秀穂
発行所　医歯薬出版株式会社

〒113-8612　東京都文京区本駒込1-7-10
TEL. (03) 5395-7626（編集）・7616（販売）
FAX. (03) 5395-7624（編集）・8563（販売）
http://www.ishiyaku.co.jp/
郵便振替番号 00190-5-13816

乱丁，落丁の際はお取り替えいたします．　　印刷・真興社／製本・皆川製本所
© Ishiyaku Publishers, Inc., 2015. Printed in Japan

本書の複製権・翻訳権・翻案権・上映権・譲渡権・貸与権・公衆送信権（送信可能化権を含む）・口述権は，医歯薬出版（株）が保有します．
本書を無断で複製する行為（コピー，スキャン，デジタルデータ化など）は，「私的使用のための複製」などの著作権法上の限られた例外を除き禁じられています．また私的使用に該当する場合であっても，請負業者等の第三者に依頼し上記の行為を行うことは違法となります．

JCOPY ＜（社）出版者著作権管理機構 委託出版物＞
本書をコピーやスキャン等により複製される場合は，そのつど事前に（社）出版者著作権管理機構（電話03-3513-6969，FAX 03-3513-6979，e-mail：info@jcopy.or.jp）の許諾を得てください．

ビジュアル 治療食300 カラー版

栄養成分別 病態別 栄養食事療法

多彩な一日献立と一品料理のカラー写真約300点を掲載して治療食のすべてを解説

◆宗像　伸子
　宮本佳代子
　横山　淳一　編

◆A4判　364頁　定価(本体6,000円+税)
ISBN978-4-263-70601-5

治療食のすべてを網羅！
●専門医による「疾患」の解説，管理栄養士による「栄養食事療法」「治療食例」の解説により，治療食のすべてを網羅した1冊．

現在の臨床栄養学の最新の情報が満載！
●目次構成は，栄養成分別に大きく分類し，そのなかで病態別に分け，現在の臨床栄養学の最新の情報を盛り込んだ．

バリエーション豊富な一日献立と一品料理！
●エネルギーコントロール食，たんぱく質コントロール食，脂質コントロール食をさまざまなバリエーションの豊富な一日献立と一品料理で紹介．これらの栄養成分の多い食品・少ない食品リスト，コントロールの仕方などもカラー写真で示した．

約300点をカラー写真で掲載！
●鉄やカルシウム，食物繊維のコントロール食，易消化食，摂食・嚥下障害食，術後食，常食，全がゆ食，五分がゆ食，三分がゆ食，流動食など，多彩な一日献立と一品料理を収録し，1冊で約300点のカラー写真を掲載した．

大好評の既刊書『一品料理500選』の姉妹編！

◆主要目次

PART1　臨床栄養－栄養食事療法の基礎
1) 栄養ケア・マネジメント
2) 栄養アセスメント
3) 栄養ケアプランの作成
4) 食品構成の作成
5) 献立作成・栄養価計算の方法
6) 一般食の考え方

PART2　成分別栄養管理・病態別栄養管理
Ⅰ．エネルギーコントロール
1) 糖尿病
2) 肥満症
3) 高血圧
4) 心疾患
5) 脂質異常症
6) 高尿酸血症
7) 肝臓病
8) 妊娠高血圧症候群

Ⅱ．たんぱく質コントロール
1) 慢性腎臓病
2) 糖尿病腎症
3) 肝硬変非代償期・肝不全

Ⅲ．脂質コントロール
1) 膵炎
2) 胆石症・胆嚢炎

Ⅳ．その他のコントロール
1) 鉄欠乏性貧血
2) 骨粗鬆症
3) 便秘

Ⅴ．胃・腸疾患
1) 胃炎・潰瘍
2) 炎症性腸疾患

Ⅵ．摂食・嚥下障害
Ⅶ．術前・術後
Ⅷ．アレルギー疾患

医歯薬出版株式会社　〒113-8612 東京都文京区本駒込1-7-10　TEL03-5395-7610　FAX03-5395-7611　http://www.ishiyaku.co.jp/